رہنمائے ہومیوپیتھ

ڈاکٹرز، طلباء اور ہومیوپیتھی کے شائقین

کے لئے یکساں مفید

مصنف:

پروفیسر ڈاکٹر میجر (ر) سیف الدین سیف

ایم-بی-بی-ایس، ایم-پی-ایچ، پروفیسر کمیونٹی میڈیسن

رجسٹرڈ میڈیکل پریکٹیشنر، رجسٹرڈ ہومیوپریکٹیشنر

انتساب

میں اس کتاب کو اپنے محترم، محسن، مشفق اور مسیحا صفت استاد ہومیو ڈاکٹر، ریڈی الیس تھیزیا (Radiesthesia) سپیشلسٹ میاں محمد اسلم مرحوم، مغفور (الیکٹریکل انجینئر پاکستان ریلوے) اور ان کے اہل خانہ کے نام نیک خواہشات اور دعاؤں کے ساتھ منسوب کرتا ہوں۔

(جملہ حقوق بحق مصنف محفوظ ہیں)

نام کتاب	:	رہنمائے ہومیوپیتھ
صفحات	:	395
مصنف و ناشر	:	پروفیسر ڈاکٹر میجر (ر) سیف الدین سیف
مصنف ـ ٹیلیفون	:	5827435-321-92+

drsaif1919@gmail.com

بسم اللہ الرحمن الرحیم

پیش لفظ

ہومیوپیتھی کے بنیادی اصول کے مطابق بالمثل دوا کا انتخاب شفا کے حصول کے لئے لازم و ملزوم ہے لیکن یہ کام صرف وہی معالج کر سکتا ہے جو علم الادویہ، ہومیو فلاسفی اور علاج معالجے کا طویل تجربہ رکھتا ہو اور ہر مریض پر طویل وقت بھی صرف کر سکتا ہو جب کہ آج کل مریض اور معالج دونوں کے پاس اتنا وقت نہیں ہے۔ یہ بات بھی مشاہدے میں آئی ہے کہ پرانے اور پیچیدہ مریضوں پر مفرد دوا کا اثر یا تو عارضی ہوتا ہے یا بالکل نہیں ہوتا۔ اس ناکامی کی وجوہات میں غلط دوا کا انتخاب، بالمثل دوا سے پہلے مطلوبہ رد سورا، ٹی بی، سائیکوسس یا سفلس دوا نہ دینا، آب و ہوا کی زہر یلے اجزاء سے آلودگی، تمباکو نوشی و خوری اور سگریٹ کے دھوئیں کے دوسرے افراد پر بد اثرات (Passive smoking)، دوسری ادویہ کا استعمال، فضا میں تابکاری اور برق مقناطیسی شعاعیں (Electro-magnetic radiations)، خوردنی اشیاء و مشروبات میں ملاوٹ اور ان کو محفوظ کرنے والے کیمیائی اجزاء(Preservatives) رنگ، ایلومینیم کے برتن، کھادیں اور فصلوں پر کیڑے مار سپرے وغیرہ شامل ہیں۔ مندرجہ بالا عوامل نہ صرف امراض کا سبب بنتے ہیں بلکہ مفرد ہومیو دوا کے شافی اثرات کو بھی زائل کر دیتے ہیں۔ یہی وجہ ہے کہ مفرد دوا سے پہلے یا ان کے ہمراہ ایسی مددگار ادویہ (Complementary remedies) اور تریاقی ادویہ (Antidotes) دینی پڑتی ہیں جو مندرجہ بالا عوامل کے اثرات کو زائل کر دیں تاکہ بالمثل مفرد دوا مطلوبہ شافی نتائج پیدا کر سکے۔ تجربات سے ثابت ہوا ہے کہ مرکبات کے استعمال سے ان عوامل کا تدارک اور شفا کا حصول ممکن ہو جاتا ہے۔

کچھ عرصہ قبل میری انگلش کتاب ”انسائیکلوپیڈیا آف ہومیو پیتھک فارمولاز“

(Encyclopedia of Homoeopathic Formulas) پیش کی گئی تھی۔ میں اللہ تعالیٰ کا شکر گزار اور ان احباب کا تہہ دل سے مشکور ہوں جنہوں نے اس کتاب سے استفادہ کیا اور مفید مشوروں سے میری حوصلہ افزائی کی۔ یہ کتاب بھی اس امید کے ساتھ پیش خدمت ہے کہ یہ کاوش طلباء، شائقین اور ہومیو ڈاکٹرز کے لئے خصوصاً کلینیکل پریکٹس کے دوران قیمتی وقت کی بچت کا باعث بنے گی اور بہترین مددگار و رہنما ثابت ہوگی۔ اس طرح یہ فن ہومیوپیتھی کی ترویج و اشاعت اور شفا بخشی کے سلسلے میں ایک سنگ میل اور شمع فروزاں کا کام کرے گی۔ کتاب کے آخر میں الرجی کے بارے میں تفصیلی مضمون بھی شامل ہے۔

یہ خوش آئند بات ہے کہ عالمی ادارہ صحت (World Health Organisation) نے بھی ہومیوپیتھک کو ایک مفید و موثر طریقہ علاج (میڈیکل سائنس) کے طور پر تسلیم کر لیا ہے۔ میری ایلوپیتھک معالجین سے گزارش ہے کہ ہومیوپیتھی کی دریافت کا سہرا ایک ایلوپیتھک ڈاکٹر کے سر ہے اور اس ناطے یہ آپ کا ورثہ بھی ہے اور آپ کی توجہ کے لائق بھی۔ آپ سنجیدگی سے بطور ریسرچ سائنٹسٹ اس طریقہ علاج کو آزمائیے اور اگر یہ سچا ثابت ہو (جیسا کہ میں نے اسے سچ پایا ہے) تو پھر اس کو بھی انسانیت کی بھلائی کے لئے استعمال کریں۔ بے شک علم ایسی امانت ہے جسے قبر میں لے جانا ایک جرم عظیم ہے اور اس ورثہ کو آنے والی نسلوں کے حوالے کرنا اجر عظیم کا باعث ہے اور یہ کام اہل علم پر فرض بھی ہے اور قرض بھی۔ یہی جذبہ اس کتاب کو لکھنے کا محرک بنا ہے۔ فہرست سے متعلک ”ہومیو فلاسفی“ اور ”اس کتاب سے کیسے استفادہ کریں“ کا مطالعہ پہلے کیجے تاکہ کتاب سے کماحقہ فائدہ اٹھا سکیں۔ قارئین کرام سے درخواست ہے کہ اپنی قیمتی آرا اور مشوروں سے ضرور مطلع کریں تاکہ ہومیوپیتھک علم کی شمع ہمیشہ فروزاں رہے، روشنیوں کا پھیلاؤ اور سفر جاری رہے اور ہم مخلوق کی خدمت کرتے کرتے دونوں جہانوں میں سرخرو ہو جائیں۔ آمین

ڈاکٹر میجر (ر) سیف الدین سیف

ایم۔ بی ؛ بی۔ ایس، کمیونٹی میڈیسن سپیشلسٹ (مئی 2020-راولپنڈی، پاکستان)

4

بسم اللہ الرحمن الرحیم

پیش لفظ

ہومیوپیتھی کے بنیادی اصول کے مطابق بالمثل دوا کا انتخاب شفا کے حصول کے لئے لازم و ملزوم ہے لیکن یہ کام صرف وہی معالج کر سکتا ہے جو علم الادویہ، ہومیو فلاسفی اور علاج معالجے کا طویل تجربہ رکھتا ہو اور ہر مریض پر طویل وقت بھی صرف کر سکتا ہو جب کہ آج کل مریض اور معالج دونوں کے پاس اتنا وقت نہیں ہے۔ یہ بات بھی مشاہدے میں آئی ہے کہ پرانے اور پیچیدہ مریضوں پر مفرد دوا کا اثر یا تو عارضی ہوتا ہے یا بالکل نہیں ہوتا۔ اس ناکامی کی وجوہات میں غلط دوا کا انتخاب، بالمثل دوا سے پہلے مطلوبہ رد سورا، ٹی ٹی، سائیکوسس یا سفلس دوانہ دینا، آب و ہوا کی زہریلے اجزا سے آلودگی، تمباکونوشی و خوری اور سگریٹ کے دھوئیں کے دوسرے افراد پر بد اثرات (Passive smoking)، دوسری ادویہ کا استعمال، فضا میں تابکاری اور برق مقناطیسی شعاعیں (Electro-magnetic radiations)، خوردنی اشیا و مشروبات میں ملاوٹ اور ان کو محفوظ کرنے والے کیمیائی اجزا (Preservatives) رنگ، ایلومینیم کے برتن، کھادیں اور فصلوں پر کیڑے مار سپرے وغیرہ شامل ہیں۔ مندرجہ بالا عوامل نہ صرف امراض کا سبب بنتے ہیں بلکہ مفرد ہومیو دوا کے شافی اثرات کو بھی زائل کر دیتے ہیں۔ یہی وجہ ہے کہ مفرد دوا سے پہلے یا ان کے ہمراہ ایسی مدد گار ادویہ (Complementary remedies) اور تریاقی ادویہ (Antidotes) دینی پڑتی ہیں جو مندرجہ بالا عوامل کے اثرات کو زائل کر دیں تا کہ بالمثل مفرد دوا مطلوبہ شافی نتائج پیدا کر سکے۔ تجربات سے ثابت ہوا ہے کہ مرکبات کے استعمال سے ان عوامل کا تدارک اور شفا کا حصول ممکن ہو جاتا ہے۔

کچھ عرصہ قبل میری انگلش کتاب " انسائیکلوپیڈیا آف ہومیوپیتھک فارمولاز"

(Encyclopedia of Homoeopathic Formulas) پیش کی گئی تھی۔ میں اللہ تعالیٰ کا

شکر گزار اور ان احباب کا تہہ دل سے مشکور ہوں جنہوں نے اس کتاب سے استفادہ کیا اور

مفید مشوروں سے میری حوصلہ افزائی کی۔ یہ کتاب بھی اس امید کے ساتھ پیش خدمت

ہے کہ یہ کاوش طلباء، شائقین اور ہومیو ڈاکٹرز کے لئے خصوصاً کلینیکل پریکٹس کے

دوران قیمتی وقت کی بچت کا باعث بنے گی اور بہترین مددگار و رہنما ثابت ہو گی۔ اس طرح یہ

فن ہومیو پیتھی کی ترویج و اشاعت اور شفا بخشی کے سلسلے میں ایک سنگ میل اور شمع فروزاں کا

کام کرے گی۔ کتاب کے آخر میں الرجی کے بارے میں تفصیلی مضمون بھی شامل ہے۔

یہ خوش آئند بات ہے کہ عالمی ادارہ صحت (World Health Organisation)

نے بھی ہومیو پیتھک کو ایک مفید و موثر طریقہ علاج (میڈیکل سائنس) کے طور پر تسلیم کر

لیا ہے۔ میری ایلو پیتھک معالجین سے گزارش ہے کہ ہومیو پیتھی کی دریافت کا سہرا ایک

ایلو پیتھک ڈاکٹر کے سر ہے اور اس ناطے یہ آپ کا ورثہ بھی ہے اور آپ کی توجہ کے لائق

بھی۔ آپ سنجیدگی سے بطور ریسرچ سائنٹسٹ اس طریقہ علاج کو آزمائیے اور اگر یہ سچا ثابت

ہو (جیسا کہ میں نے اسے سچ پایا ہے) تو پھر اس کو بھی انسانیت کی بھلائی کے لئے استعمال

کریں۔ بے شک علم ایسی امانت ہے جسے قبر میں لے جانا ایک جرم عظیم ہے اور اس ورثہ کو

آنے والی نسلوں کے حوالے کرنا اجر عظیم کا باعث ہے اور یہ کام اہل علم پر فرض بھی ہے اور

قرض بھی۔ یہی جذبہ اس کتاب کو لکھنے کا محرک بنا ہے۔ فہرست سے منسلک "ہومیو فلاسفی"

اور "اس کتاب سے کیسے استفادہ کریں" کا مطالعہ پہلے کیجئے تا کہ کتاب سے کماحقہ فائدہ اٹھا

سکیں۔ قارئین کرام سے درخواست ہے کہ اپنی قیمتی آرا اور مشوروں سے ضرور مطلع کریں

تا کہ ہومیو پیتھک علم کی شمع ہمیشہ فروزاں رہے، روشنیوں کا پھیلاؤ اور سفر جاری رہے اور ہم

مخلوق کی خدمت کرتے کرتے دونوں جہانوں میں سرخرو ہو جائیں۔ آمین

ڈاکٹر میجر (ر) سیف الدین سیف

ایم۔ بی ؛ بی۔ ایس، کمیونٹی میڈیسن پیشلسٹ (مئی 2020-راولپنڈی، پاکستان)

فہرست

پ

چ

اس کتاب سے کیسے استفادہ کریں

1۔ اس کتاب میں اعضاء، علامات و امراض کو لغت کی طرز پر حروف تہجی کے لحاظ سے درج کیا گیا ہے تا کہ زیادہ سے زیادہ موضوعات کا مطالعہ اور موزوں دوا کا انتخاب فوری اور کم سے کم وقت میں کیا جا سکے۔ اس ترتیب نے کتاب کی افادیت کو بہت بڑھا دیا ہے۔ علامات، اعضاء اور امراض سے مطابق مناسب ادویہ تحریر کی گئی ہیں۔ لیبارٹری ٹیسٹ سے حاصل ہونے والے نتائج کے تحت بھی ادویہ درج ہیں تا کہ علاج میں آسانی رہے۔

2۔ ہر علامت، عضو یا مرض کے سامنے متعلقہ مفرد یا مرکب دوا درج کیا گیا ہے۔ ہر دوا کے سامنے اس کی طاقت یا پوٹنسی بھی درج ہے۔ دوا کی طاقت عموماً 3X، 6X، 30 اور 200 تک تجویز کی گئی ہے۔ اگر X طاقت میں تجویز کردہ ادویہ دستیاب نہ ہوں تو وہی ادویہ 30 کی طاقت میں استعمال کی جا سکتی ہیں۔

3۔ مرکبات کی اکثریت تین ادویہ پر مشتمل ہے جن کے باہمی روابط کا سمجھنا اور مرکب تیار کرنا بہت آسان ہے۔ بعض مقامات پر دو یا صرف ایک دوا بھی درج ہے

4۔ مرکبات میں دواؤں کی ترتیب (اوپر سے نیچے) ان کی افادیت کے لحاظ سے رکھی گئی ہے۔ اس لئے مفرد دوا (Single remedy) سے علاج کی صورت میں ہر مرکب کی پہلی دوا متعلقہ مرض کے اکثر مریضوں میں نچلی دو دواؤں سے زیادہ مفید ثابت ہو گی۔ جب کہ نچلی دو دوائیں بقیہ مریضوں کے لئے مفید ہوں گی۔

5۔ 6X، 3X اور 30 پوٹنسی کے مرکبات کی خوراک ایک دن میں تین بار دینا مناسب ہے۔ مگر حادیا شدید امراض میں 3X تا 6X کی طاقت کے مرکبات آدھے سے ایک گھنٹے، 30 کی طاقت کے ہر 3 گھنٹے بعد اور 200 کی طاقت کے مرکبات 8 تا 12 گھنٹے بعد دہرائے جا سکتے ہیں۔

6۔ مدر ٹنکچر کے لوشن، مرہم اور شیمپو بھی مناسب مقامات پر درج ہیں۔

7۔ مریض کی امتیازی علامات ، منفرد ، نادر اور کلیدی یا مرکزی علامات اور عام عضوی یا غیر اہم علامات کے علاوہ مرض کے ہمراہ دوسرے عوارض ، علامات اور احساسات بھی درج کیے گئے ہیں تاکہ کیس کی مکمل صورت یا مجموعی علامات (Totality of case) کا احاطہ کرنے کے بعد دوا تجویز کی جاسکے۔

8۔ اوقات کے ذیل میں تکالیف کے بڑھنے ، گھٹنے کے بارے میں تفصیلا بتایا گیا ہے جو کہ تجویز دوا اور علاج کے نقطہ نظر سے انتہائی اہم ہے۔

9۔ کئی علامات یا امراض کیلئے ایک سے زائد مرکبات بھی درج ہیں۔ ان میں سے علامات ، ان کی کمی بیشی اور بالمثل ہونے کے لحاظ سے کوئی بھی مرکب استعمال کر سکتے ہیں۔

10۔ بعض امراض کے تحت ایسے عام مرکب بھی درج ہیں جو اس مرض یا علامات کی تمام اقسام کیلئے فائدہ مند ثابت ہوئے ہیں۔

11۔ فارمولے کے مطابق دوا کی تیاری کے لیے تینوں دواؤں کو ایک پوٹنسی میں ملا کر استعمال کیا جاسکتا ہے اور مختلف پوٹنسیوں میں بھی۔ شیشی میں سادہ گولیاں ڈال کر ان پر باری باری دونوں یا تینوں دواؤں کے قطرے ڈال کر دوا تیار کرلیں۔

12۔ سنگل ریمیڈی یا منفرد دوا کے ثانقین بھی اس کتاب میں دیئے گئے ریمیڈی گروپ میں سے متعلقہ مرض یا علامت کیلئے بالمثل دوا کم وقت میں ، آسانی سے منتخب کر سکتے ہیں۔

13۔ کتاب میں ریپرٹری کی ترتیب کو ملحوظ رکھا گیا ہے اور مرض یا علامات میں اضافہ ، کمی اور اسباب کو خصوصی اہمیت دی گئی ہے تاکہ مناسب ، بالمثل ثانی دوا کا انتخاب کیا جاسکے۔

14۔ **مدد گار دوائیں** (Complementary remedies) اور مناسب نوزوڈ (Nosodes) اور سارکوڈ (Sarcodes) بھی مرکبات کے ہمراہ درج ہیں۔ مدد گار

دوائیں وہ ہیں جن کی مدد سے قوتِ حیات (Vital force) کے شفا بخشی کے عمل کو اور زیادہ تقویت بخشی جا سکتی ہے۔ مددگار دوا مرکبات کے ہمراہ روزانہ ایک بار، ایک دن کے وقفے سے یا ہفتہ میں ایک بار دے سکتے ہیں۔ ان میں سلفر، امونیا کارب، کاربو ویج، اوپیم، لارو سیراسس اور ایکسرے زیادہ اہم ہیں۔ **نوزوڈ** وہ دوائیں ہیں جو کہ بیماری سے متاثرہ حصوں یا رطوبتوں (Discharges) سے تیار کی جاتی ہیں۔ مثلاً سورائنم، سفلینم، ٹیوبر کلینم اور سیکیل کارن۔ نوزوڈ صبح دن کے 12 بجے سے پہلے استعمال کرنے چاہئیں اور اس دن اور کوئی دوا نہ دیں تو یہ زیادہ اثر کرتے ہیں۔ **سارکوڈ** صحت مند انسانوں یا جانوروں کی جسمانی رطوبتوں و غدودوں سے تیار کئے جاتے ہیں۔ ان کی اہم مثال کولسٹرینم (Cholesterinum)، انسولین (Insulin)، تھائی رائڈین (Thyroidin) اور پچوٹرین (Pituitrin) ہیں۔

15- ضرورت کے مطابق حوالہ جات (Cross references) بھی درج ہیں۔

16- اگرچہ یہ کتاب خود ایک فہرست یا انڈیکس ہے لیکن ایک مفصل فہرست کتاب کے شروع میں بھی دی گئی ہے تاکہ مطلوبہ عنوان کو ڈھونڈنے میں زیادہ سہولت رہے۔ اس فہرست کا اچھی طرح سے مطالعہ کرنا اور اسے ازبر کر لینا انتہائی ضروری ہے تاکہ کلینک میں پریکٹس کے دوران مطلوبہ عنوان کی تلاش میں وقت ضائع نہ ہو۔

17- کئی اعضاء یا جسمانی نظاموں کے امراض و علامات کو ایک عنوان کے تحت یکجا کیا گیا ہے تاکہ ایک ہی جگہ پر متعلقہ جسمانی نظام کے تمام موضوعات کا مطالعہ کیا جا سکے۔ مثلاً آنکھوں، کان، جگر، دل، گردے، پھیپھڑوں، پیٹ، جلد اور جوڑوں سے متعلقہ تمام امراض ایک ہی مقام پر اکٹھے درج ہیں۔ اسی طرح زمانہ حمل، زچگی و مابعد اور ایام یاس (انقطاع حیض) کے امراض علیحدہ درج ہیں۔

18- کسی بھی مریض کے لئے مرض کے تحت دی گئی دوا کے علاوہ اس مریض کی علامات کے مطابق بھی دوا تجویز کی جا سکتی ہے۔ مثلاً ذیابیطس کے مریض کے لئے کمزوری، پیاس کی زیادتی، پیشاب کی زیادتی وغیرہ سب علامات کو مد نظر رکھ کر دوا تجویز کریں۔

19- کتاب میں بعض امراض کا براہ راست ذکر نہیں کیا گیا، مثلاً کتے یا سانپ کا کاٹنا۔ ایسے امراض کے لئے دوا کتاب میں دی گئی متعلقہ علامات کے مطابق تجویز کی جائے۔

20- زمانہ حمل سے متعلق امراض و علامات کے لئے ادویہ کی طاقت 3X، 6X اور 30 تجویز کی گئی ہے۔ اس دوران میں دواؤں کی غیر ضروری دہرائی بھی نہیں کرنی چاہیے۔

21- اس کتاب سے زیادہ فائدہ حاصل کرنے کیلئے ضروری ہے کہ اس کے ہمراہ میٹیریا میڈیکا کا مطالعہ ضرور کیا جائے۔ تمام امراض کے ناموں کے ساتھ ان کے انگریزی اور بعض مقامات پر عربی نام بھی درج ہیں۔ اس طرح یہ کتاب میڈیکل ڈکشنری کا کام بھی دے گی۔

22- امراض میں اضافہ و کمی اور امراض کا سبب بننے والے عوامل کا ذکر ایک خصوصی عنوان "مرض" کے تحت کیا گیا ہے تاکہ مناسب ترین دوا کا انتخاب کیا جا سکے۔

23- فائدہ ہونے کی صورت میں حاد (Acute) امراض کے لئے دوا ایک تا دو ہفتے اور پرانے یا مزمن (Chronic) امراض کے لئے کئی ماہ تک جاری رکھیں۔

24- مرض یا علامات کے نمودار ہونے یا بڑھنے کے بارے میں "اوقات" کے تحت متعلقہ ادویہ درج ہیں۔ اوقات، احساسات، اخراجات، زبان، نبض، چہرے کی حالت اور پیشاب و فضلے کی کیفیات بھی درج ہیں۔ جو کہ کسی بھی مریض میں بالمثل دوا کے انتخاب کے لئے کلیدی کردار ادا کرتے ہیں۔

ہومیو فلاسفی

1۔ ہومیو پیتھک اور دوسرے طریقہ ہائے علاج میں کیا فرق ہے؟

ہومیو پیتھک طریقہ علاج کا فلسفہ دوسرے طریقہ ہائے علاج سے بالکل مختلف ہے۔ اس کے مطابق جسم کے صرف ایک حصے کو بیمار سمجھ کر اس کا علاج کرنا اور بقیہ جسم و ذہن، خیالات و احساسات کو نظر انداز کر دینا غیر دانش مندانہ اور غیر سائنسی طرز فکر ہے۔ کیونکہ انسان کی صحت و بیماری کا اس کے جسم و ذہن اور اخلاق و کردار سے بہت گہرا تعلق ہے۔

؎ زندگی کیا ہے؟ عناصر میں ظہورِ ترتیب

موت کیا ہے؟ انہی اجزا کا پریشاں ہونا!

ہومیو پیتھی ان عناصر کی فہرست میں گوشت پوست، پانی اور نمکیات کے علاوہ انسانی جذبات، احساسات اور فکر و خیال جیسے غیر مرئی عناصر کو بھی شامل کرتی ہیں۔ جن کے صحت پر اچھے یا برے اثرات سے کوئی بے بصر ہی انکار کر سکتا ہے۔ اسی طرح موت میں دل و ضمیر اور جذبات و فکر کی موت بھی شامل ہے جو یقیناً جسمانی موت سے بھی زیادہ شدت سے انسان پر اثر انداز ہوتی ہے۔ ثابت ہوا کہ صرف ایک حصہء جسم کی بجائے تمام جسم کی علامات کو مد نظر رکھنا چاہیے اور ذہن و فکر و خیالات و جذبات کی کیفیات میں تغیر و تبدل کے مطابق مرض کی تشخیص اور دوا تجویز کرنی چاہیے تاکہ اس انسان کو شفا نصیب ہو جو اس خاکی جسم میں بستا ہے۔ اور جب وہ صحت یاب ہو گا تو اس کے غیر مرئی تانے بانے پر بنی ہوئی مادی جسم کی عمارت بھی رو بصحت ہو جائے گی۔ یہی جسم ہے جس کے ہر ہر خلیے میں ایک کائنات آباد ہے۔

؎ قطرے میں دجلہ دکھائی نہ دے اور جزو میں کل

کھیل لڑکوں کا ہوا، دیدہ بینا نہ ہوا!

2۔ قوت حیات (Vital force) کیا ہے؟

ہر خلیے میں اپنی حفاظت، نشو و نما اور علاج کا تقاضہ (داعیہ) موجود ہے۔ جسے

قوت مدبرہ، جسم کا طبیب (Body doctor)، قوت حیات (Vital force) یا مدافعتی نظام (Immune system) کہا جاتا ہے۔ یہ خود کار نظام (Autonomous system) ہے جو جسم کے دفاع اور علاج کا کام کرتا رہتا ہے لیکن جب یہ خود ہی متاثر یا بیمار ہو جائے تو پھر علامات ظاہر ہوتی ہیں۔ جب اس قوت مدبرہ کا نقص دوا، دعا یا نظر کرم سے دور ہو جاتا ہے تو یہ قوت خود بخود جسم میں موجود مرض کا علاج کر لیتی ہے۔

3- "اصل مرض" کیا ہے اور علامات کی کیا اہمیت ہے ؟

دوسرے طریقے سے مرض سے پیدا شدہ اثرات یا نتائج و علامات کو مرض کا نام دیتے ہیں جب کہ ہومیو پیتھک فلاسفی ان علامات کو مرض کا نتیجہ قرار دیتی ہے۔ یعنی انہیں علت نہیں سمجھتی بلکہ کسی علت یا سبب (Cause) کا معلول یا نتیجہ (Effect) سمجھتی ہے اور ان علامات کو اصل مرض کو تلاش کرنے کا ذریعہ سمجھتی ہے۔

محرم نہیں ہے تو ہی، نوا ہائے راز کا

یاں ورنہ جو حجاب ہے، پردہ ہے ساز کا!

مندرجہ بالا شعر کے مصداق علامات دراصل معالج کے لئے انسانی جسم (حجاب، پردہ) کے ذریعے پیغام رسانی کا فریضہ سر انجام دیتی ہیں تا کہ معالج علامات میں مخفی پیغام کے ذریعے (غیر مرئی، برق مقناطیسی) انسانی نفس کے اندر پیدا ہونے والے مرض کو سمجھے اور مناسب دوا تجویز کر سکے۔ اس لحاظ سے علامات ایک نعمت ہیں جو اندرونی خطرے کی بر وقت نشاندہی کر کے انسان کو خبر دار کر دیتی ہیں۔ ہومیو فلاسفی کے مطابق جسم مریض نہیں ہوتا بلکہ وہ برق مقناطیسی (Electro-magnetic) شعاعوں سے بنا ہوا انسان مریض ہوتا ہے جو غیر مرئی ہوتا ہے۔ اس لئے ضروری ہے کہ اس کا علاج کیا جائے اور اس کا علاج مادی دواؤں سے ممکن نہیں ہے، بلکہ دواؤں کی روح یا ان میں پوشیدہ شفابخش برق مقناطیسی طاقت کو استعمال کر کے اس سے شفا حاصل کی جاتی ہے۔

سائنس صرف ان چیزوں کے وجود کو تسلیم کرتی ہے جن کو وہ حواس خمسہ یا سائنسی

آلات کے ذریعے سے دیکھ سکتی ہے اور اسی کو وہ سب کچھ سمجھتی ہے۔ ثابت ہوا کہ سائنس صرف بیماری کے مادی نتائج یا اثرات ہی کو دیکھ سکتی ہے اور اسے اصل مرض کا علم نہیں ہو پاتا۔ وہ نہیں بتا سکتی کہ "اصل مریض" کون ہے؟ مرض کیوں ہوا اور "بیماری" کیا ہے؟

ہومیو طریقہ علاج میں مریض کی جسمانی (Physical)، ذہنی (Mental)، اخلاقی اور روحانی (Spiritual) تینوں سطحوں کی علامات، کیفیات و احساسات کو مد نظر رکھا جاتا ہے اور ان تینوں کو ایک مکمل اور مربوط اکائی تسلیم کرتے اور اس شخص کو نظام شمسی کا ایک رکن تسلیم کرتے ہوئے اس کا علاج کیا جاتا ہے۔ یعنی یہ مکمل انسان کے علاج کا طریقہ (Whole Person Medicine) ہے۔ چونکہ انسانی جسم جو پانی، گوشت اور نمکیات پر مشتمل ہے، بذات خود کچھ بھی نہیں ہے جب تک روح اس کے اندر نہ ہو۔ پس ثابت ہوا کہ روح، جسم اور ذہن کے اتصال سے یہ مشت خاک ہماری صحت مند بنتی ہے۔

4۔ "مریض" کون ہوتا ہے، مادی جسم یا اس کے اندر بسنے والا "نفس یا انسان"؟

ہومیوپیتھی کا فلسفہ یہ ہے کہ انسان کا مادی جسم مریض نہیں ہوتا بلکہ "انسان یا نفس" جو اس میں بستا ہے وہ مریض ہوتا ہے۔ اور یہ کہ بیماری کے ظہور سے پہلے بھی اس کا کوئی سبب ضرور ہوتا ہے۔ یعنی معلول (Effect) بغیر علت (Cause) کے نہیں ہوا کرتا یا کوئی بھی نتیجہ بغیر سبب کے نہیں ہوتا۔ اسی طرح جب جسم کے کسی رگ و ریشے میں بیماری یا مادی تبدیلیاں پیدا ہوتی ہیں تو وہ بذات خود کوئی مرض نہیں ہو بلکہ کسی سبب (علت) کا نتیجہ (معلول) ہوتا ہے۔ اس سے معلوم ہوا کہ اصل مریض "نفس" ہے نہ کہ "جسم"۔ اسی "نفس" کی بیماری کا علاج اگر بر وقت نہ ہو اور اسے بڑھنے دیا جائے تو جسم کے اندر مادی تبدیلیاں پیدا ہو جاتی ہیں جن کو دوسرے طریقہ علاج مرض قرار دیتے ہیں۔ کیا یہ لاعلمی نہیں ہے کہ جسم کے اندر مادی تبدیلیاں پیدا ہونے سے پہلے مریض کو "مریض" نہ

سمجھا جائے۔ دوسرے طریقہ علاج میں تشخیص سے پہلے علاج شروع نہیں کرتے اور مریض اس وقت تک ان کی نظر میں "مریض" نہیں ہو تا جب تک اس کے جسم میں مادی تبدیلیاں نہ واقع ہو جائیں چاہے ایسی تبدیلی مریض کے لئے کتنی ہی مہلک کیوں نہ ہو۔ نفس دراصل مادی جسم اور روح انسانی کے آپس میں اتصال کے نتیجہ میں جنم لیتا ہے۔

۵۔ نفس کیا ہے اور اس کی کیا ماہیت اور اہمیت ہے؟

ڈاکٹر ہانمن نے نفس کی تشریح یوں کی ہے۔

" انسان خیالات کا پتلا ہے۔ کوئی دو انسان اپنے خیالات اور طبیعت میں یکساں نہیں ہوتے اور چونکہ خیالات کا عکس انسان کے دل و دماغ اور مادی جسم پر ضرور پڑتا ہے یعنی انسان کے خیالات اس کے اعضاء میں متشکل (Personify) ہوتے ہیں اور ان کی تجسیم ہوتی ہے۔ یہی سبب ہے کہ انسانوں کی شکل و شباہت اور چہروں کی کیفیت میں فرق ہوا کرتا ہے۔ مثلاً اگر ایک شیطان سیرت انسان کے چہرے کو بغور دیکھا جائے تو اس کی شکل، اس کے ہر رگ و ریشے اور ہر فعل سے شیطنت ٹپکتی ہے جب کہ اس کے برعکس نیک آدمی کی صورت سے پاکیزگی کا اظہار ہوتا ہے"۔

ڈاکٹر ہانمن نے نفس کو صرف خیالات کے معنوں میں لیا ہے۔ چونکہ کوئی بھی دو انسان خیالات و کردار کے لحاظ سے ایک جیسے نہیں ہوتے اس لئے ایک ہی مرض میں مبتلا دو مریضوں کا علاج ایک دوسرے سے مختلف ہوتا ہے کیونکہ ان دونوں کی اصل یعنی نفس ایک جیسے نہیں ہوتے۔

۶۔ ہومیو ادویہ کے تجربات انسانوں پر کئے جاتے ہیں یا جانوروں پر؟

ہومیو ادویہ کے تجربات صحت مند انسانوں پر کئے گئے ہیں نہ کہ دوسرے طریقہ ہائے علاج کی طرح جانوروں پر۔ چونکہ، مینڈک اور دوسرے جانوروں پر دواؤں سے تجربات کر کے ان سے اخذ کردہ نتائج کو انسانوں پر منطبق کرنا اور ان کے مطابق انسانوں کو دوائیں کھلانا

انسانوں اور جانوروں کو ایک سطح پر لا کھڑا کرنے کے برابر ہے جو کہ سراسر بعید از فہم و عقل ہے۔ کیونکہ انسان اشرف المخلوقات ہے اور علم، نطق، ارادہ، سمجھ بوجھ، بصیرت، وجدان و ادراک اور اختیار عمل جیسی اعلیٰ صفات کا حامل ہے۔ جب کہ بے چارہ جانور یہ نہیں بتا سکتا کہ دوا کھانے کے بعد اس کے احساسات، ذہنی کیفیات، طبعی میلانات اور خیالات و جذبات کیسے ہیں اور جسم میں درد ہے یا نہیں اور اگر ہے تو کس حصے میں ہے اور کتنی شدت اور کس نوعیت کا ہے۔

7۔ ہومیو فلاسفی کے مطابق صحت کے حصول کی اہمیت کیا ہے اور انسان کی تخلیق کس لئے کی گئی ہے؟

یہ واحد میڈیکل سائنس ہے جو انسان کی تخلیق کے اعلیٰ مقاصد کو تسلیم کرتی ہے۔ بقول ڈاکٹر ہانمن ''مکمل صحت کی حالت میں روح، انسانی جسم کو اس قابل بناتی ہے کہ وہ اپنے تمام وظائف کماحقہ' ادا کر سکے، تا کہ ہمارے اندر موجود سمجھ بوجھ اور وجدان رکھنے والا ذہن (Reason-gifted mind) اس زندہ و صحت مند جسم کو اس کی تخلیق کے اعلیٰ مقاصد کیلئے استعمال کر سکے''۔ (پیرا 9۔ آرگین آف میڈیسن)

8۔ قرآن مجید نے انسان کی تخلیق کا کیا مقصد بیان کیا ہے؟

قرآن حکیم کے مطابق جن و انس کی تخلیق عبادت (زندگی کے ہر شعبے میں حکم خداوندی کی کامل اطاعت، حضرت محمدﷺ کے بتائے ہوئے طریقوں کے مطابق) کے لئے کی گئی ہے اور عبادت کی معراج یہی ہے کہ انسان اپنی تخلیق اور کائنات پر غور و فکر کرے اور اس کے ذریعے عرفان نفس و کائنات اور پھر خالق کائنات کا عرفان حاصل کرے۔ یہی بات ڈاکٹر ہانمن نے کہی ہے۔

آپریشن کے بعد ، تکالیف (Post-operative disorders)

الٹی نہ رکے (بے ہوشی کی دوا کے اثر سے)

بسمتھ	30
نکس وامیکا	30
فاسفورس	30

درد ، شدید ، زخموں میں

ایلیم سیپا	30
سٹافی گیریا	30
سٹرکنین	30

زخم مندمل نہ ہو یا ٹانکوں میں پیپ پڑ جائے

آرنیکا	30
ہائپر یکم	30
سٹافی گیریا	30

کمزوری و نقاہت

ایسینک ایسڈ	30
ہائپر یکم	30

اپنڈکس کی سوزش (Appendicitis)

بیلاڈونا	200
آئرس ٹی	200
آرسینک البم	200

آتشک ، آبلہ ٔفرنگ (Syphilis)

200 - سفلینم (۲) 30 مرک سال (۱)

ہفتہ وار 30 نائٹرک ایسڈ

30 تھوجا

آتشک ومابعد برے اثرات (Syphilis and after-effects)

بالچھر ، بال گرنا (Alopecia)

30 آرسینک البم

30 ہیپر سلفر

30 لائکوپوڈیم

جوڑوں کی سوزش (Arthritis)

30 گوائیکم

30 مرک سال

30 فائٹولاکا

دماغ واعصاب کی سوزش (Nervous lesions)

30 ایناکارڈیم

30 کالی آیوڈائڈ

30 لائکوپوڈیم

رات کو ہونیوالی دردیں (Nocturnal pains)

30 مرک سال

30 کالی آیوڈائڈ

30 فائٹولاکا

سر درد (Headache) کالی آیوڈائڈ 30

مرک سال 30

سارساپریلا 30

غدودوں کی سوزش وسوجن (Adenitis) ہپر سلفر 30

مرک سال 30

بیڈیاگا 30

گومٹر (Condylomata) سنابیرس 30

سٹافی گیریا 30

تھوجا 30

گٹھلیاں، مسے (Gummata, nodes) آرم میٹ 30

کلکیریا فلور 30

فائٹولاکا 30

میوکس یالعابی جھلیوں کی سوزش (Mmcous patches) سنابیرس 30

مرک سال 30

تھوجا 30

ہڈیوں یاکرکری ہڈی کی سوزش (Bone and cartilage lesions)

ایسافوئیڈا 30

کالی آیوڈائڈ 30

مرکیورس 30

احتلام (Nocturnal emissions)   دیکھیں منی

احساسات (Sensations)

بھراؤ، بھاری پن کا احساس (Fullness)   ایسکولس 30

لائیکوپوڈیم 30

پیٹ میں زندہ چیز کے ہلنے کا احساس

(۱) کروکس سٹائیوا 30   (۲) سلفر۔ 30

تھوجا 30   بطور مدد گار دوا

جلن، جسم کے کسی بھی حصے میں

آرسینک البم 30

کیپسیکم 30

فاسفورس 30

چیونٹیاں رینگنے کا احساس (Formication)

ایلومینا 30

نکس وامیکا 30

چھل جانے کا احساس، بیرونی یا اندرونی حصہ جسم میں : کاسٹیکم 30

دکھن (Soreness)   روٹا 30

آرنیکا 30

پیٹیشیا 30

سکڑنے یا جکڑے جانے کا احساس

اناکارڈیم 30

کیلکس 30

سلفر 30

سن ہو جانا (Numbness)

رس ٹاکس 30

رین بلبوسس 30

کالی کارب 30

گھٹن ہونا

کیکٹس 30

اناکارڈیم 30

کالوسنتھ 30

لرزہ ، اندرونی طور پر محسوس ہونا : سلفیورک ایسڈ 30

اخراجات (Discharges)

آنکھوں ، ناک ، کان ، منہ کے اخراجات کے علاوہ فضلہ ، پیشاب ، حیض و نفاس خون ، پیپ ، لیکوریا، پسینہ وغیرہ بھی ایسے جسمانی اخراجات ہیں جن کی کیفیت کو مد نظر رکھتے ہوئے تجویز کردہ بالمثل دوا اکسیر اور تیر بہدف ثابت ہوتی ہے ۔

بدبودار ، عام کمزوری کے ہمراہ کالی فاس 30

کاربو ویج 30

بپٹیشیا 30

بدبودار ، چھیلنے والے ، تیزابی آرنیکا 30

نائٹرک ایسڈ 30

کریوزوٹ 30

(پائروجن اور سورائنم۔ 200 بطور رد عمل انگیز)

پانی کی طرح پتلے ، چھیلنے والے

(۱)   آرسینک البم   30   (۲)   ایلیم سیپیا   30

یوفریزیا   30   نیٹرم میور   30

تیزابی پانی جو جلد کو چھیل دے (Acrid, excoriating)

ایلیم سیپیا   30

آرم ٹری فائلم   30

تیزابی پانی ، ناک سے ٹپکے

آرسینکم آیوڈائڈ   30

ایلیم سیپیا   30

اخراجات۔ دب جانے سے مرض میں اضافہ اور جاری ہونے سے افاقہ ہو

لیکیس   30

زنک میٹ   30

ذائقہ ، کڑوا

پلسٹلا   30

نیٹرم سلف   30

نمکین

کالی آیوڈائڈ   30

سیپیا   30

اخراجات۔ رنگ ، سفید ، گاڑھا ، لیس دار : کالی میور   30

اخراجات ۔ رطوبات اور خارش وغیرہ کو دبا دینے کے برے اثرات

پاؤں کا پسینہ دبا دینے کے برے اثرات

برائٹاکارب 30 (۱) ایکونائٹ 30 (۲)

سلیشیا 30 ڈلکامارا 30

زنکم میٹ 30 رس ٹاکس 30

(سورائنم ۔ 200 ہفتہ وار)

دانوں یا خارش کو دبا دینے کے برے اثرات خصوصاً خسرہ، دمہ، جوڑوں کے درد کے مریض میں

برائیونیا 30

سلفر 30

زنکم میٹ 30

کسی بھی قسم کی رطوبت کو روک دینے کے برے اثرات

برائٹاکارب 30

لوبیلیا انفلائٹا 30

گریفائٹس 30

استسقا، جلند ھر (Oedema)

سارے جسم میں، یا جسم کے کسی بھی حصہ میں یا پیٹ اور سینے کے اندر غیر معمولی مقدار میں پانی کے اکٹھا ہو جانے کو استسقا کہتے ہیں۔ دل اور گردوں کے امراض اور خون کی کمی اور خون میں لحمیات (پروٹین) کی کمی اس کی بڑی وجوہات ہیں۔ اس کی دو بڑی اقسام ہیں۔

(۱) استسقائے عام یا سارے جسم کا استسقا (Anasarca)

(۲) استسقائے مقامی یا کسی ایک حصہ جسم مثلاً پاؤں یا ٹانگ کا (Local oedema)

آنکھوں کے نچلے پپوٹے کا : ایپس 30

اوپر والے پپوٹے کا : کالی کارب 30

آنکھوں کے اوپر نیچے اور پورے چہرے کی سوجن : فاسفورس 30

پاوں، ٹانگوں میں، مرضِ دل سے   ایپس 30

ڈجی ٹیلس 30

مرک کار 30

پھیپھڑوں کا استسقا (Pulmonary oedema)

امونیا کارب 30

فاسفورس 30

سینگوی نیریا 30

پیٹ میں پانی جمع ہونا، استسقائے زقی (Ascites)

آرسینک البم 30

لائیکوپوڈیم 30

چائنا 30

جگر کے امراض کی وجہ سے استسقائے عام

(۱) برائی اونیا 30   (۲) لائیکوپوڈیم 30

کارڈمیریانس 30   چیلیڈونیم 30

بربرس ولگیرس 30

سارے جسم کا، دل کے مرض سے، استسقائے عامہ یا کلی (Anasarca)

ایپس 30

ڈجی ٹیلس 30

گردے کے مرض سے

(۱) پرونس 30 (۲) بربرس ولگیرس

آرسینک البم 30 Q دن میں تین بار

پلمبم میٹ 30

سینے میں پانی جمع ہونا، استقائے صدری (Hydrothorax)، امراضِ قلب کے باعث

(۱) ڈجی ٹیلس 30 (۲) ٹیوبر کولینم یا

کالی کارب 30 بیسلائنم 200

مرک سال 30

جگر، گردے کے امراض، خوراک کی کمی سے چیلیڈونیم 30

آرسینک البم 30

بربرس ولگیرس 30

(فاسفورس 30 بطور مددگار دوا)

لمفائی نظام کے مرض سے (Lymphatic system disorders)

(۱) کالی میور 30 (۲) کلکیریا سلف 30

کالی سلف 30 نیٹرم میور 30

دوا، خوراک سے ناموافقت یا الرجی سے چہرے کی سوجن (Angio-neurotic oedema)

نکس وامیکا 30

آرسینک البم 30

سلفر 30

اسقاطِ حمل حمل پہلے چار ماہ کے دوران گر جائے تو اسے اسقاط (Abortion)

کہتے ہیں کہ جب کہ چار ماہ کے بعد حمل ضائع ہونے کو (Miscarriage) کہتے ہیں۔

خصوصی ادویہ ...... الیٹرس فیری نوزا ، کالو فائلم ، کلکیریا فلور ، سی سی فیوگا ،

ہیلونیاس ، کالی کارب ، سیمکیل کار ، سیپیا ، وائبرنم آپس

الیٹرس فیری نوزا   استعداد ادیا میلان، ہر بار عادتاً ہو   30

کالو فائلم   30

سیمکیل کار   30

(سیپیا 200- بطور مددگار دوا)

سیپیا : دوسرے سے تیسرے ماہ کے دوران   30

وائبرنم آپس   30

سبائنا   30

آرنیکا   چوٹ یا شدید محنت و مشقت کے باعث   30

ہیلونیاس   30

وائبرنم آپس   30

عام جسمانی کمزوری یا نقاہت کے باعث

الیٹرس فیری نوزا   30

چائنا سلف   30

ہیلونیاس   30

مابعد برے اثرات ، نقاہت اور خون کی کمی وغیرہ

سبائنا   30

چائنا   30

کاربو ویج   30

گردے کے مرض سے

(۲) بربرس ولگیرس   30   (۱) پرونس

Q دن میں تین بار   30   آرسینک البم

30   پلم بم میٹ

سینے میں پانی جمع ہونا، استسقائے صدری (Hydrothorax)، امراض قلب کے باعث

(۲) ٹیوبر کولینم یا   30   (۱) ڈجی ٹیلس

بیسلائنم 200   30   کالی کارب

30   مرک سال

جگر، گردے کے امراض، خوراک کی کمی سے   چیلیڈونیم   30

آرسینک البم   30

بربرس ولگیرس   30

(فاسفورس 30 بطور مددگار دوا)

لمفائی نظام کے مرض سے (Lymphatic system disorders)

(۲) کلکیریا سلف   30   (۱) کالی میور   30

نیٹرم میور   30   کالی سلف   30

دوا، خوراک سے ناموافقت یا الرجی سے چہرے کی سوجن (Angio-neurotic oedema)

نکس وامیکا   30

آرسینک البم   30

سلفر   30

اسقاط حمل حمل پہلے چار ماہ کے دوران گر جائے تو اسے اسقاط (Abortion)

کہتے ہیں کہ جب کہ چار ماہ کے بعد حمل ضائع ہونے کو (Miscarriage) کہتے ہیں۔

خصوصی ادویہ ……… الیٹرس فیری نوزا ، کالوفائلم ، کلکیریا فلور ، سی سی فیوگا ،

ہیلونیاس ، کالی کارب ، سیکیل کار ، سیپیا ، وائبرنم آپس

استعداد ادیا میلان ، ہر بار عاد تاً ہو   الیٹرس فیری نوزا   30

کالوفائلم   30

سیکیل کار   30

(سیپیا 200- بطور مدگار دوا)

دوسرے سے تیسرے ماہ کے دوران :   سیپیا   30

وائبرنم آپس   30

سبائنا   30

چوٹ یا شدید محنت و مشقت کے باعث   آرنیکا   30

ہیلونیاس   30

وائبرنم آپس   30

عام جسمانی کمزوری یا نقاہت کے باعث

الیٹرس فیری نوزا   30

چائنا سلف   30

ہیلونیاس   30

مابعد برے اثرات ، نقاہت اور خون کی کمی وغیرہ

سبائنا   30

چائنا   30

کاربو ویج   30

اسہال، دست و پیچش (Diarrhoea, dysentery)

اسہال	پیچش
پتلے، آبی اسہال، کثیر مقدار میں	۱۔ کم پتلے، گاڑھے اور قلیل مقدار
پیٹ میں درد یا مروڑ معمولی نوعیت کے	۲۔ پیٹ میں شدید درد، ناف کے نیچے
آنؤں اور خون نہیں ہوتا	۳۔ آنؤں (Mucus) اور خون ملا فضلہ
شدید نقاہت و کمزوری	۴۔ کمزوری زیادہ نہ ہو
بخار و متلی ندارد	۵۔ بخار، متلی بھی ہو سکتے ہیں
جراثیم کے سبب ہوتے ہیں	۶۔ جراثیم اور امیبا کے سبب ہوتے ہیں

تمام اقسام کے لئے مجرب

چائنا آرسینک	30
مرک کار	30
کالو سنتھ	30
ویراٹرم الیم	30

آنتوں کی کمزوری کے باعث

آرجنٹم نائٹ	30
چائنا	30
فیرم فاس	30

بڑھاپے میں، اسہال پیری

(۱) کاربو ویج	30	(۲) اوپیم	200
چائنا	30	بطور عمل انگیز	
سلفر	30		

پھلوں سے

آرسینک البم 30

بر ائی اونیا 30

پوڈوفائلم 30

جذبات ، تشویش اور ہیجان کی وجہ سے

ایکونائٹ 30

جیلسیمیم 30

ایسڈ فاس 30

دانت نکالنے والے بچوں میں

کلکیریا فاس 30

کیمو ملا 30

دودھ سے

ایتھوزا 30

میگ کارب 30

نیٹرم کارب 30

سبزیوں ، تربوز سے

آرسینک البم 30

کلکیریا فاس 30

مرک کار 30

گھی والی ، مرغن خوراک سے

پلسٹلا 30

سائیکلامن 30

کالی میور 30

گرمیوں کے موسم میں

چائنا	30
برائیونیا	30
پوڈوفائلم	30

معدہ یا نظامِ ہضم کی خرابیوں سے

نکس وامیکا	30
انٹیمونی کروڈم	30
پلسٹلا	30

اسہال کی اقسام

بلا ارادہ یا بلا اختیار نکل جانیو والے

ایلوز	30
جیلسیمیم	30
ایسڈ فاس	30

جیلی کی مانند، آنوؤں والے

ایلوز	30
کالو سنتھ	30
رس ٹاکس	30

چاولوں کے پانی یا پیچ کی مانند، ہیضہ کے اسہال (Rice-water stool)

آرسینک البم	30
جٹروفا	30
ورائٹرم البم	30

خونی

کینتھرس	30

اپیکاک	30
مرک کار	30

خون کی لس یا کم مقدار والے

ایلوز	30
مرک کار	30
سلفر	30

کمزور کر دینے والے

آرسینک البم	30
چائنا	30
وراٹرم البم	30

گیس یا نفخ والے

آرجنٹم نائٹریکم	30
سلفر	30
وراٹرم البم	30

یکدم حاجت ہو جسے روکنا ناممکن ہو

ایلوز	30
کروٹن ٹگ	30
سلفر	30

اطراف جسم

بائیں حصہ پر اثر کرنے والی ادویات : تھوجا ، تھیریڈی اون ،

سپائی جیلیا ،فاسفورس ،کالو سنتھ ،لیلیم ٹگ ،لیکیس

دائیں حصہ جسم پر اثر کرنے والی ادویات : بیلاڈونا ، برائونیا ، پوڈو فائلم ،

چیلیڈونیم ، سنگوی نیریا ،رس ٹاکس ، لائکوپوڈیم ،کالی کارب ،میگ فاس ،کرومیٹلس

اعصابی درد ،وجع العصب ،نیورالجیا (Neuralgia)

آنکھ کے ڈھیلے کے اندرونی پٹھے کا درد (Ciliary neuralgia) کالا موتیا

(Glaucoma) کے بغیر یا اسکے ہمراہ سنا بیرس 30

جیلسیمینم 30

سمی سی فیوگا 30

پسلیوں کے بیچ میں درد ،کھانسی کے ساتھ (Intercostal neuralgia)

(۱) چیلیڈونیم 30 (۲) سمی سی فیوگا 30

برائونیا 30 رین ۔ بلب 30

چہرے کا درد ،پانچویں عصب کا درد (Trigeminal neuralgia)

(۱) ایکونائٹ 30 (۲) بیلاڈونا 30

آرسینک البم 30 کیمو ملا 30

سپائی جیلیا 30 کافیا کروڈا 30

دانت ، گلے سڑے سے ، چہرے میں درد

میزریم 200-30

مرک سال 200-30

سٹافی گیریا 200-30

رحم میں درد (Neuralgia, uterus) سمی سی فیوگا 30

سیپیا 30

| 30 | کالوسنتھ |

سپرم یا منی کی نالیوں کا درد (Neuralgia, spermatic cords)

30	کالوسنتھ
30	کینتھرس
30	بیلاڈونا

شیاٹیکا، عرق النساء   دیکھیں شیاٹیکا

گردن، کندھوں کے اعصاب اور مہروں کی شکست ورنخت سے درد

(Brachial neuralgia, Cervical -spondylosis)

30	رس ٹاکس
30	کالمیا
30	سلفر

اعصاب کی سوزش (Neuritis)

تمام اقسام کیلئے مجرب

30	نکس وامیکا
30	سٹرکنین
30	ہائپرکیم

آنکھ کے پچھلے عصب (Optic nerve) کی سوزش جس کے سبب

نظر یکدم جاتی رہے (Retrobulbar neuritis)

30	آرجنٹم نائٹریکم
30	نیٹرم میور
30	فاسفورس

ٹانگوں کے اعصاب کی سوزش

| 30 | کالمیا |

سینگوئی نیریا   30

ایسکولس   30

اعصابی کمزوری
(Nervous weakness, neurasthenia)

خصوصی ادویہ : اناکارڈ ، ایوینا سٹائیوا ، ایسڈفاس ، جلسیمیم ، چائنا ،
کالی فاس ، کاکیولس ، کلکیریا فاس ، نکس وامیکا ، فاسفورس ، زنکم میٹ

تمام اقسام کیلئے مجرب   کاکیولس   30

کلکیریا فاس   30

کالی فاس   30

خیالی امراض میں مبتلا ہونے سے
(Hypochondriac)

آرم میٹ   30

نیٹرم میور   30

پوڈوفائیلم   30

دماغی محنت نہ کر سکے ، حافظہ کمزور ، امتحان میں فیل ہو جائے

اناکارڈیم   30

جیلسیمیم   30

کالی فاس   30

غم میں زیادہ عرصہ مبتلا رہنے سے

اگنیشیا   30

ایسڈفاس   30

نکس وامیکا   30

مجامعت کی کثرت سے (Sexual excesses)

ایگنس کاسٹس 30

سٹافی گیریا 30

کلاڈیم 30

اعضائے تناسل، زنانہ - اندرونی (Female genital organs-internal)

شرمگاہ یا فرج کے امراض (Vaginal diseases)

السر یا زخم آرجٹم نائٹریکم 30

ہیلونیاس 30

سیپیا 30

سوزش (ورم الفرج) (Vaginitis)

حاد: کینتھرس 30   مزمن: کلکیریا یا کارب 30

کریوزوٹ 30   سیپیا 30

مرک کار 30   کریازوٹ 30

دردناک اینٹھن کی وجہ سے جماع نا ممکن ہو (Vaginismus)

اگنیشیا 30

سی سی فیو گا 30

سٹافی گیریا 30

خروج الفرج یا باہر نکل آنا (Vaginal Prolapse)

لپا آر کٹم 30

سیپیا 30

30   بیلاڈونا

(اس کے علاوہ دیکھیں رحم ، خصیتہ الرحم)

اعضائے تناسل، زنانہ- بیرونی حصہ (Vulva-labia)

التہاب، پھوڑا (Labial abscess)

ہپر سلف	30
مرک کار	30
سلیشیا	30

خارش، شدید (Pruritus vulva, vagina)

(۱) امبرا گرائسا	30	(۲) آرسینک البم	30
کلاڈیم	30	کریازوٹ	30
سلفر	30	لائیکوپوڈیم	30

زخم، السر

نائٹرک ایسڈ	30
آرسینک البم	30

موہکے

تھوجا	30
آرم میور	30

(سفلائنم - 200 بطور نوسوڈ)

رحم کے امراض   دیکھیں رحم

خصیتہ الرحم دیکھیں   خصیتہ الرحم

اعضائے تناسل، مردانہ (Male genital organs)

خصیوں کے امراض   دیکھیں خصیوں کے امراض

عضو مخصوص کے امراض

ایستادگی، انتشار درد ناک (Priapism)

کینتھرس 30

سلفر 30

مرک سال 30

پھنسیاں ، پھوڑے

آرسینک البم 30

ہیپر سلف 30

مرک سال 30

چھوٹا یا غیر نشوونما یافتہ (Under-developed)

ایگنس کاسٹس 30

آر جنٹم میٹ 30

شافی گیریا 30

سرخی، سوزش، دانے، خارش

سلفر 30

رس ٹاکس 30

مرک سال 30

گھونگھٹ کا تنگ ہونا، ضیق غلفہ (Phimosis)

آرسینک البم 30

ہیپر سلف 30

مرک سال 30

موہکے، پیدائشیں، تمام اقسام (Warts, condylomata)

سانس کے نظام ، ناک ، آنکھوں کی الرجی ، بہار یہ زکام ، دمہ جیسے
گرمی یا گرم کمرے میں اضافہ اور سردی یا کھلی ہوا میں افاقہ ہو

ایلیم سیپا   30

اپیکاک   30

نیٹرم میور   30

اضافہ : مرطوب موسم ، رات کے وقت ، ٹھنڈے مشروب اور سردی

افاقہ : گرمی سے ، بند کمرے میں ، گرم مشروب سے

(۱) آرسینک البم 30   (۲) بیسلایئنم یا ٹیوبر کلینم

یوفریزیا   30   - 200 ہفتہ وار

جےٹے شیا   30

پھولوں کے زیرے ، پولن سے زکام یا دمہ : مکسڈ پولن 30

گھاس کے زیرے سے :   مکسڈ گراس   30

گرد و غبار سے :   ہاؤس ڈسٹ   30

پھپھوندی (فنگس) سے :   مکسڈ مولڈز   30

کھانے کی اشیاء سے الرجی

انڈے سے :   فیرم میٹ 30

انڈہ ، نشاستہ ، شہد ، پھولوں کا زیرہ : نیٹرم میور 30

پیاز سے :   تھوجا 30

چاکلیٹ ، گوشت ، اینٹی بایوٹک ادویہ : سلفر 30

چینی : سیکرم آف 30

دودھ سے چھپاکی، خارش یا اسہال :

(۱) لیک ڈیفلو ڈیم 200 (۲) اریٹیکا یورنز 30

سٹرا بری سے : فریگیریا 30

گندم : سورائنم 200

السر (جلد پر بننے والے زخم)
(Ulcers, skin)

پر حس، چھونے سے درد ہو

آرنیکا 30

ہیپر سلف 30

نائٹرک ایسڈ 30

پھولی ہوئی وریدوں سے بنے السر (Varicose ulcers)

ہمامیلس 30

کاربو ویج 30

فلورک ایسڈ 30

تپ دق یا سلی مادے کی وجہ سے السر (Scrofulous)

کلکیریا کارب 30

ہیپر سلف 30

سلیشیا 30

تہہ کا رنگ کالا یا نیلا (Black or Blue base)

آرسینک البم 30

کلکیریا فلور 30

30 لیکیسس

چوٹ کی وجہ سے 30 آرنیکا

30 کونیم

(بیرونی طور پر کیلنڈولا - Q لگائیں)

چہرے پر، گوشت کھانے والے (Eroding) کونیم: 30

چھونے پر، آسانی سے خون بہے 30 کاربو ویج

30 نائٹرک ایسڈ

30 فاسفورس

کنارے گہرے اور صفائی سے کٹے (Deep, punched-out)

30 کالی بائیکرو میم

30 فاسفورس

گہرے 30 ایسا فوٹیدا

30 نائٹرک ایسڈ

30 کالی بائی

مواد بدبودار اور پیپ والا 30 کاربو ویج

30 ہیپر سلف

30 مرک کار

الکوحل، شراب نوشی کی عادت، برے اثرات، جسم و ذہن پر

(۱) اگاری کس ایم 200-30 (۲) ایوینا ساٹیوا Q - 10 قطرے

نکس وامیکا 200-30 پیسی فلورا Q - 10 قطرے

سٹرامونیم 30-200 (دن میں تین تا چار بار پانی میں ملا کر)

(۳) کیپسیکم 30

جیلسیمیم 30 بد ہضمی کیپسیکم 30

آرسینک ایلم 30 نکس وامیکا 30

بے خوابی

ایوینا سٹائیوا Q، 10 سے 15 قطرے دن میں تین بار پانی میں ملا کر پی لیں۔

عادت چھڑانے کے لئے

(۱) کورکس (Quercus-Q) 10 قطرے پانی میں ملا کر دن میں تین بار

(۲) سلفیورک ایسڈ 3X-30 (۳) سلفر - 200 ، روزانہ صبح ایک خوراک

آنتوں کے امراض، بند یا تنگ ہو جانا (Intestinal obstruction)

(۱) بیلاڈونا 30 (۲) پلٹم 30

مرک کار 30 اوپیم 30

نکس وامیکا 30 کالوسنتھ 30

بند ہو جانا، آپریشن کے بعد آرنیکا 30

بیلاڈونا 30

مرک کار 30

زخم، السر

کالی بائی 30

یورینیم نائٹ 30

مرک کار 30

آنتوں کے کیڑے دیکھیں پیٹ کے کیڑے

انتقالِ مرض (Metastasis)

علامات جسم کے ایک حصے سے دوسرے میں منتقل ہو جائیں: ابر اٹینم 30

انڈا – کھانے سے تکلیف ہو جائے: فیرم میٹ 30

کھانے کی شدید خواہش: کلکیریا کارب 30

کھانے کے بعد پیٹ میں درد، گویا پیٹ میں سالم انڈا موجود ہے: ایس نائٹرا 30

انفلوئینزا، نزلہ وبائیہ (Influenza)

وائرس کے باعث ہونیوالا شدید اور متعدی نزلے کا مرض۔ علامات: سر درد، کمزوری، کمر اور اعضاوجوارح میں درد، بھوک اڑ جانا، متلی و قے، چہرہ سرخ، آنکھیں لال، گلا اندر سے سرخ، گلے کے لمفی غدود کی سوجن، نبض تیز، خون میں سفید ذرات کی کمی (Leucopenia)، کھانسی کے ہمراہ ریشہ۔ عموماً تین تاپانچ دنوں میں مریض ٹھیک ہو جاتا ہے اس کی پیچیدگیاں انتہائی خطرناک ہیں جن میں پھیپھڑوں و دماغ کی سوزش، نمونیا، دل کی سوزش اور فعل معطل ہونا (Heart failure) وغیرہ شامل ہیں۔

(۱) آرسینک البم 30 (۲) ایکونائٹ 30

بیلاڈونا 30 برائیونیا 30

جیلسیمیم 30 ایلیم سیپا 30

دوران ومابعد کمزوری چائنا آرس 30

آبرس 30

ایلیم سیپا 30

انجکشن، ویکسین (تعطیمُ الجدری) کے برے اثرات

(۱) تھوجا   200   (۲) کالی میور   30

سلیشیا   30

آنکھوں کے امراض (Diseases of eyes)

بینائی یا نظر سے متعلقہ امراض (Diseases of vision)

آدھا نظر آنا (نصف نظری) (Hemi-opia)

لیتھیم کارب   30

ٹیٹانیم   30

کلکیریا سلف   30

ازدواج بصری، ایک کے دو نظر آنا (Diplopia)

بیلاڈونا   30

سائیکلامن   30

جیلسیمیم   30

اندھاپن، آنکھ کے پچھلے عصب کی سوزش سے (Retro-bulbar-neuritis)

آرجنٹم نائٹرک   30

نیٹرم میور   30

فاسفورس   30

اندھاپن، رنگوں کا (Color-blindness)

بینز ڈائی نائٹرین   30

سینٹونن   30

فائی سوشیما   30

اندھاپن، صرف رات کے وقت، اندھراتا (Night-blindness)

اندھاپن (Amaurosis-blindness)

بینائی کی کمزوری

دور کی نظر کمزور ہو (Myopia)

قریب کی نظر کمزور ہو (Hypermetropia)

دھندلی نظر، کمزور (Amblyopia, blurred vision)

بینائی کا فتور (Optical illusions)

دائرے، لکیریں، دھاگے، ترمرے نظر آئیں

30 نکس وامیکا (۲)   30   چائنا   (۱)

30 فاسفورس   مرک کار   30

30 سلفر   روشنی کے گرد ہالہ نظر آئے

30 ہایوسائی مس

30 بیلاڈونا

ستارے، شعلے، جھماکے نظر آئیں

30 فائی سوشگما (۲)   30   بیلاڈونا   (۱)

30 نیٹرم میور   سائیکلامن   30

آشوب چشم، آنکھ کی سوزش، سوزش پردہ ملتحمہ (Conjunctivitis)

نزلی، پانی یا مواد بہے   یوفریزیا   30

30 بیلاڈونا

30 مرک سال

نومولود میں (Ophthalmia neonatorum)

30 آر جنٹم نائٹریکم

30 ہپر سلفر

30 مرک کار

پپوٹے اور پلکیں آپس میں چپک جائیں

30 یوفریزیا

30 مرک سال

30 گریفائٹس

آنکھوں سے مسلسل پانی بہنا (Epiphora)   مرک سال یا پر   30

نیٹرم میور 30

ہپر سلف 30

آنکھ کے پیچھے واقع بڑے عصب (Optic nerve) کے امراض

سوزش (Retro-bulbar neuritis) آر سینک البم 30

مرک کار 30

نکس وامیکا 30

سکڑ یا سوکھ جانا (Optic atrophy)

(۱) فاسفورس 30 (۲) نکس وامیکا 30

سٹرکنین نائٹ 30 ٹیبا کم 30

آنکھ کے ڈھیلے کے امراض

بھینگا پن (Squint) (۱) سائیکلامن 30 (۲) جیلسیمیم 30

سفید حصے کی سوزش (۱) آر سینک البم 30 (۲) ہپر سلف 30
(Scleritis) مرک کار 30 سپائی جیلیا 30

ڈھیلے کے اندر ساکت یا جامد ذرات نظر آنا (Vitreous-opacities)

ہیما میلس 30

مرک کار 30

تھوجا 30

خشکی، کسی بھی سبب سے ایکو نائٹ 30

بیلا ڈونا 30

گریفائٹس 30

ناخونہٴ چشم (Pterygium)

کینابس سٹائیوا   30

سلفر   30

زنکم میٹ   30

قرنیہ (آنکھ کے شفاف پردہ) کے امراض (Cornea)

السر (Corneal ulcer)

ہپر سلف   30

کالی بائی   30

کلکیریا کارب   30

پھوڑا (Corneal abscess)

ہپر سلف   30

مرک کار   30

سلفر   30

پھولا (Corneal opacity)

کینابس سٹائیوا   30

یوفریزیا   30

نفتھالین   30

زخم، چوٹ، آپریشن

سٹافی گیریا   30

آرنیکا   30

سمفائٹم   30

سوزش (Keratitis)

(۱) آرم میور   30   (۲) بیلاڈونا   30

کالی بائی   30   مرک سال   30

مرک کار   30

پردہٴ عنبیہ ،انگوری پردہ، پتلی یا آئرس (Iris) کی سوزش (Iritis)

30	(۲) تھوجا	30	(۱) ایکونائٹ
30	برائیونیا	30	یوفریزیا
30	رس ٹاکس	30	مرک کار

چوٹ لگنے کے بعد

30	آرنیکا
30	ہیمامیلس
30	لیڈم

پتلی (Iris) کا ڈھیلا پڑنا یا ڈھلک جانا (Prolapse)

30	سلیشیا
30	پرونس سپائی نوزا
30	کالی آیوڈائڈ

پردہٴ شبکیہ (Retina) کے امراض

اکھڑ جانا (Retinal detachment)

30	آرم میور
30	جیلسیمیم
30	نیفتھالین

چوٹ لگنا یا آپریشن

30	آرنیکا
30	ہیمامیلس
30	لیڈم

خون بہنا

30	آرنیکا
30	کروٹیلس ایچ
30	ہیمامیلس

خون کے لوتھڑے سے پردۂ شبکیہ کی شکست وریخت
(Thrombosis and degeneration)

30 ہیمامیلس

30 فاسفورس

30 بیلاڈونا

عروقی پردہ یا کورائیڈ کے امراض (Choroid diseases)

اکھڑنا (Detachment)

30 آرنیکا

30 نکس وامیکا

30 ایکونائٹ

سوزش (Choroiditis)

30 پائلوکارپین

30 نکس وامیکا

30 فاسفورس

سوزش، نزلی، پیپ والی

30 ہیپر سلف

30 رہس ٹاکس

30 پرونس سپائی نوزا

سوزش جو پردہ شبکیہ پر بھی اثر انداز ہو :

30 مرک آئی آر

30 کالی میور

30 آرم میٹ

سفید موتیا، نزول الماء (Cataract)

آنکھ کے عدسے (lens) کے دھند لاہونے کی وجہ سے نظر کی کمی یا اندھاپن (Cataract)۔ اس کا عام سبب بڑھاپا ہے۔

(۱) کلکیریا فلور 30 (۲) فاسفورس 30

30   سلفر   30   یوفریزیا

30   کاسٹیکم   30   کوئینم

کالا موتیا (Glaucoma)

شدید یا مزمن مرض میں ڈھیلے کے اندر کا دباؤ بڑھنے کی وجہ سے ڈھیلا تن کر سخت ہو جاتا ہے جس سے نظر میں دھندلاپن، روشنی کے گرد ہالہ نظر آنا، شدید درد اور چند دنوں یا ہفتوں میں اندھا پن ہو سکتا ہے۔ جب کہ مزمن یا آہستہ ہونے والے مرض میں کئی سال لگ جاتے ہیں جس کے دوران وقتی طور پر ڈھیلے کے اندر دباؤ بڑھنے سے نظر کی تکالیف پیدا ہوتی ہیں۔ درد معمولی نوعیت کا ہوتا ہے اور آنکھ کا عصب (Optic nerve) آہستہ آہستہ متاثر ہو تا جاتا ہے جس سے اخیر اندھا پن ہو جاتا ہے۔

30   جیلسیمیم   (۲)   30   بیلاڈونا   (۱)

30   اوسیمیم   30   فاسفورس

30   فائی سوسٹگما   30   سپائی جیلیا

پپوٹوں کے امراض

اوپر والے پپوٹے سوج جانا : کالی کارب   30

نیچے والے سوج جانا :   ایپس   30

اوپر والے پپوٹوں کا فالج   کاسٹیکم   30

30   جیلسیمیم

30   پلمبم

پپوٹوں کی جلد کی خشکی و خارش

30   آرسینک البم

30   سلفر

پپوٹوں کے کناروں کی سوزش اور ورم (Blepharitis)

حاد ، ایکیوٹ

(۲)‏ یوفریزیا 30   (۱) ایسٹم کروڈم 30

مرک سال 30   بیلاڈونا 30

پلسٹلا 30   مرک کار 30

مزمن ، کرانک

آرجنٹم نائٹرک 30

بوریکس 30

سٹافی گیریا 30

پھنسیاں جو پسینے و چکنائی کے غدودوں کے مسام بند ہونے سے
بنیں
(Meibomian glands, sebaceous cysts)

(۲) نیزوننگ ایسڈ 30   (۱) کونیم 30

کلکیریا فلور 30   تھوجا 30

سٹافی گیریا 30

ککرے (Trachoma)

آنکھوں کے پپوٹوں کی اندرونی لعابی جھلی کا متعدی مرض جو ایک جراثیم
(Chlamydia trachomatis) کے باعث ہوتا ہے۔ یہ انگلیوں، تولیے اور مکھیوں کے
ذریعے گندے ماحول میں اور حفظانِ صحت کے اصولوں کی پرواہ نہ کرنے والے افراد میں
پھیلتا ہے۔ اس مرض کی علامات معمولی نوعیت کی ہوتی ہیں لیکن اس کے باعث اس کے لاحق ہونے
والے دوسرے امراض کے نتائج بہت خطرناک ہوتے ہیں جن میں اندھا پن سرِ فہرست
ہے۔ دنیا کی آبادی کا پانچواں حصہ اس مرض میں مبتلا ہے اور یہ اندھے پن کا سب سے بڑا سبب
ہے اس میں پپوٹوں کی اندرونی جھلی میں سوزش سرخی، کھردراپن اور سرخ دانے (Follicles)

ایک قطار میں پیدا ہوتے ہیں۔ سرخ دانے اور ان پر آنے والا کھرنڈ قرنیہ پر زخم اور السر پیدا کرتا ہے جس سے اندھاپن لاحق ہوتا ہے۔ پپوٹوں کے کنارے اندر کی طرف مڑ جاتے ہیں جس سے پلکیں قرینہ پر زخم پیدا کرکے اندھے پن کا باعث بنتی ہیں۔ اس میں خوف نور (Photophobia) سوزش، پانی بہنا، پپوٹوں کی اندرونی جھلی پر دانے (Follicles) یا ککرے بنتے ہیں۔ ان دانوں کا قطر پانچ ملی میٹر تک ہوتا ہے۔

30	الیومینا	(۲)	30	نیٹرم سلف	(۱)
30	یوفریزیا		30	نیٹرم فاس	
30	تھوجا				

(ککروں سے پیدا ہونے والے امراض کا علاج ان کی علامات کے مطابق کریں)

گوہانجنی (Stye, hordeolum)	پلسٹلا	30
	سٹافی گیریا	30
	تھوجا	30

پپوٹوں کے کناروں و پلکوں کا اندر کی طرف مڑنا (Entropion)
جس سے آنکھوں کی سوزش ہو

30	گریفائٹس	(۲)	30	بوریکس	(۱)
30	ٹیلوریم		30	نیٹرم میور	

پلکیں باہر کی طرف مڑ جانا (Ectropion)

30	ایپس
30	گریفائٹس
30	تھایوسینامینم

انگلیوں کے امراض

جلن

30	سلفر	جلن

30   ایڈ اڈار سختا

30   سار سا پریلا

جوڑ ـ سوجن و درد (Arthritis - all types)

(۱) برائی اونیا 30   (۲) بنزوئنک ایسڈ 30

رس ٹاکس 30   امونیا کارب 30

نیٹرم فاس 30   (۳) لیتھیم کارب 30

پلسٹلا (میڈورائنم - 200 ہفتہ وار) 30

تھوجا 30

جوڑوں پر گانٹھیں بن جانا (میڈورائنم 200 ہفتہ وار)

(۱) امونیا فاس 30   (۲) بنزوئنک ایسڈ 30

کالوفائلم 30   کالی ہائڈرم 30

لائیکوپوڈیم 30   کلکیریا فلور 30

جوڑ، سخت ہو جانا

(۱) کالوفائلم 30   (۲) کاربو ویج 30

لائیکوپوڈیم 30   پلسٹلا 30

حس کم ہو جانا

کارمن سلف 30

سیکیل کار 30

خارش اور دانے

(۱) گریفائٹس 30   (۲) پیٹرولیم 30

رس ٹاکس 30   لائیکوپوڈیم 30

اناکارڈیم 30   سلفر 30

سن ہو جانا

(۱) ڈجی ٹیلس 30 (۲) برائٹاکارب 30
میگ فاس 30 کونیم 30
نیٹرم میور 30 امبرا گریسا 30

سوجن

(۱) برائیونیا 30 (۲) امونیاکارب 30
کالی میور 30 ہیپر سلف 30
پلسٹلا 30 لیتھیم کارب 30

کانپنا، لرزنا

(۱) آیوڈم 30 (۲) برائیونیا 30
کالی بروم 30 رس ٹاکس 30
مرکیورس 30 زنکم میٹ 30
ہائپر کیم 30
آرنیکا 30
سمفائٹم 30

کٹرل، اینٹھن والے درد

(۱) کیوپرم میٹ 30 (۲) آرجٹم نائٹریکم 30
روٹا 30 بسمتھ 30
سائکوٹا 30 کاسٹیکم 30
(۳) کیوپرم ایسیٹک 30
ہیلی بورس 30

کمزوری

جیلسیمیم 30

کیوراری 30

فاسفورس 30

نوکوں یا سروں پر جلد کھردری، کٹی پھٹی

(1) پیٹرولیم 30 (٢) سارساپریلا 30

(٣) نیٹرم میور 30 گریفائٹس 30

الیومینا 30

نیلی اور ٹھنڈی

(1) چیلیڈونیم 30 (٢) کرئیٹ گس 30

ورائٹرم البم 30 کیوپرم میٹ 30

کاربو ویج 30

انگوٹھا چوسنے کی عادت : نیٹرم میور 200 روزانہ ایک بار

آوارہ گردی کار۔رجحان : کلکیریا فاس 30

آواز - خیالی آوازیں سننے

ہایوسائمس 30

کینابس سٹائیوا 30

زیادہ بولنے سے آواز بیٹھ جائے

فیرم فاس 30

کاسٹیکم 30

آرم ٹریفائلم 30

اوقات

علامات میں اضافہ صبح جاگنے کے وقت : نکس ولامیکا، نیٹرم میور، لیکیسس

اضافہ صبح کے وقت : سلفر، نیٹرم میور، لیکیسس، پوڈوفائلم، ایلوز، ٹیوبر کلینم

صبح سے شام تک اضافہ : میڈورائنم 200

10 تا 11 بجے : نیٹرم میور، سلفر، نیٹرم کارب

12 بجے : سلفر

دوپہر 1 سے 2 بجے : آرسینک البم

دوپہر 3 بجے : بیلاڈونا، تھوجا

دوپہر کے بعد اضافہ : آرسینک، بیلاڈونا، ایپس، لائیکوپوڈیم

شام 4 بجے سے 8 بجے تک : لائیکوپوڈیم، ہیلی بورس، سفلائنم، کالو سنتھ، میگ فاس

شام کے وقت اضافہ : ایکونائٹ، پلسٹلا، کالی سلف

شام سے آدھی رات تک : فاسفورس

رات بھر اضافہ رہے : سفلائنم 200 -

اضافہ رات کے دوران : مرک سال، آرسینک، رس ٹاکس، سفلینم، سلفر، نائٹرک ایسڈ، میزریم، فائٹولاکا

رات کے وقت بستر کی گرمی سے اضافہ : مرک سال، میزریم، لیڈم پال

رات کو بے چینی لیٹنے نہ دے : رس ٹاکس، کاسٹیکم، یوپاٹوریم پرف

رات 9 بجے تا 12 بجے اضافہ : کیمو ملا

12 بجے رات : سلفر

12 تا 2 بجے رات : آرسینک البم

2 تا 4 بجے رات : کالی کارب

3 بجے رات : بیلاڈونا، تھوجا

سورج طلوع ہونے سے غروب تک : نیٹرم میور، سپائی جیلیا

غروب سے طلوع ہونے تک : کالکیریم

ایام یاس، (انقطاع حیض) کے امراض
(Menopause, climacteric)

بال گرنا

سیپیا	30
آرنیکا	30
نیٹرم میور	30

بے ہوشی کے دورے

گلونائن	30
کیکٹس	30
سلفر	30

پسینہ کی کثرت

جیبورنڈی	30
سیپیا	30
ہپر سلفر	30

تھکن، کمزوری، سردی لگنا

بیلس۔پی 30

کلکیریا کارب 30

آرنیکا 30

جلن وگرمی سر کی چوٹی، ہتھیلیوں اور تلووں پر

سلفر 30

نکس وامیکا 30

سینگوی نیریا 30

چھاتیوں کی سوجن، درد

برائیونیا 30

سی سی فیوگا 30

سینگوی نیریا 30

حیض کی کثرت اور حیض کے علاوہ خون بہنا

ٹریلیم 30

اسٹالیگو 30

سی سی فیوگا 30

خفقان، اختلاج قلب

ایمائیل نائٹریٹ 30

کلکیریا آرس 30

لیکیسس 30

رحم میں درد، سوجن

سی سی فیوگا 30

سیپیا 30

پلسٹلا 30

ذہنی پژمردگی، افسردگی، ڈپریشن

سی سی فیوگا 30

لیکیسس 30

اگنیشیا 30

سر درد

سی سی فیوگا 30

گلونائن 30

سینگوی نیریا 30

گرمی کی لہریں اور پیسنہ آنا (Flushing)

(۱) گلونائن 30   (۲) سیپیا 30

سلفر 30   لیکیسس 30

اسٹیلاگو 30

ہسٹیریکل علامات، باؤ گولہ (Globus hystericus)

لیکیسس 30

ولیریانا 30

ایمائیل نائٹریٹ 30

ایڈیسن کا عارضہ (Addison's disease)

یہ مرض غدہ کلاہ گردہ (Supra-renal gland) کے فعل میں کمی کی وجہ سے پیدا ہوتا ہے۔ یہ ایک مہلک بیماری ہے جس میں خون کی کمی، وزن و بلڈ پریشر کم ہونا،

التیاں ، بدہضمی ، جلد پر کانسی کے رنگ کے دھبے پڑنا ، شدید نقاہت ، جلد پر تل نمودار ہونا ، چہرے پر چھائیاں بننا جیسی علامات ظاہر ہوتی ہیں ۔ نمک کھانے کی خواہش بڑھ جاتی ہے ۔ اس مرض کا سبب سل (ٹیوبر کلوسس) ہے ۔ علاج میں سب سے پہلے ٹیوبر کلینم یا پیسیلینم 200 کی طاقت میں دیں ۔ پھر درج ذیل سے کوئی ایک مرکب استعمال کریں ۔

30	آرسینک البم	(۲)	30	(۱) ایڈرینالین
30	نیٹرم میور		30	کلکیریا آرس
30	آر جنٹم نائٹ		30	آیوڈم

ایگزیما   دیکھیں جلد کے امراض

ایکنی (کیل مہاسے) ۔ دونوں اقسام کا موازنہ

ایکنی روزے شی (A. rosacea)	ایکنی ولگیرس (A. vulgaris)
۱۔ دانے گہرے سرخ رنگ کے ہوتے ہیں	۱۔ دانے گلابی رنگ کے اور پیپ دار یا پیپ کے بغیر ہوتے ہیں ۔
۲۔ سرخ رنگ کے دانے صرف چہرے پر ہوتے ہیں خصوصاً گالوں اور ناک پر ۔	۲۔ دانے اور کیل چہرے کے علاوہ سینے کندھے اور کمر پر بھی ہو سکتے ہیں
۳۔ چہرے اور ناک کی جلد شدید سرخ ہوتی ہے ۔	۳۔ جلد کی سرخی نہ ہونے کے برابر ہوتی ہے
۴۔ چہرے پر خون کی باریک رگیں پھیل جاتی ہیں ۔	۴۔ چہرے پر خون کی باریک رگیں نہیں پھیلتی ۔
۵۔ ناک سوج جاتا ہے	۵۔ ناک نہیں سوجتا
۶۔ یہ ادھیڑ عمر کے لوگوں میں ہوتا ہے ۔	۶۔ یہ مرض صرف لڑکپن میں ہوتا ہے

ایکنی ولگیرس ، کیل ، مہاسے
(Acne, Comedones, Frackles)

خصوصی ادویہ :۔اسٹیریا ردینز، بیلاڈونا، بربرس ایکوی فولیم Q، کالی بروم، کلکیریا فاس

عام ایکنی ، کیل ، مہاسے

کالی بروم	30
اسٹیریا ردینز	30
بربرس ایکوی فولیم	30

نظام ہضم کی خرابیوں کے ہمراہ

انٹی مونی کروڈم	30
نکس وامیکا	30
کاربو ویج	30

نظام حیض کی خرابیوں کے ہمراہ

سی سی فیوگا	30
پلسٹلا	30
گریفائٹس	30

ایکنی روزے شی (Acne rosacea)

| سیپیا | 30 | (2) | آرسینک بروم | 30 | (1) |
| اوفورانئم | 30 | | بیلاڈونا | 30 | |

اینٹی بایوٹک ادویات : کے برے اثرات دور کرنے کے لئے

| سلفر | 30 |
| نکس وامیکا | 30 |

بات چیت ، ناپسند کرے

نیٹرم سلف	30	(2)	کیمو ملا	30	(1)
نیٹرم میور	30		آیوڈم	30	
سلیشیا	30				

باتونی، لگاتار باتیں کرے   سٹرامونیم   30

سی سی فیوگا   30

باتونی اور حاسدانہ مزاج :   لیکیسس   200

باتونی، موضوعات بدلتا رہے   ہایوسائمس   30

ورائٹرم البم   30

تیز تیز باتیں کرے

اناکارڈیم   30

بیلاڈونا   30

ہیپر سلفر   30

عریاں اور فحش قسم کی باتیں کرے

(۲)   لیک کنائنم   (۱)   للیم ٹگ   30

200   ہفتہ وار   اناکارڈیم   30

بادل، مریض خود کو مایوسی اور سیاہ بادلوں میں گھرا محسوس کرے :   سی سی فیوگا   30

باربر کے استرے سے خارش و دانے (Barber's itch)   دیکھیں جلد کے امراض

بارہ انگشتی آنت (Duodenum) کے امراض

السر، زخم (Duodenal ulcer)   کالی بائی   30

سمفائٹم   30

یورینیم نائٹریکم   30

سوزش، ورم (Duodenitis)

آرسینک البم	30
لائیکوپوڈیم	30
کالی بائی	30

بازوؤں کے امراض

درد، بازوؤں میں، پیچھے نہ موڑ سکنا

برائیونیا	30
رس ٹاکس	30
کاسٹیکم	30

بائیں بازو میں

رس ٹاکس	30
یوپاٹوریم پرف	30
سپائی جیلیا	30

دائیں بازو میں، اوپر نہ اٹھا سکنا اور اضافہ رات کے وقت

سینگوی نیریا	30
برائیونیا	30
رس ٹاکس	30

سرد، ٹھنڈے

کاربو ویج	30
ورائرم البم	30

سن ہونا (Numbness)

ایکونائٹ	30
رس ٹاکس	30
کاکولس	30

دایاں بازو سن ہو : فائٹو لاکا 30

فالجی کمزوری ، بے جان محسوس ہونا
(Paralytic weakness)

ایکونائٹ 30

کاسٹیکم 30

جیلسیمیم 30

وزنی یا بھاری محسوس ہونا

الیومینا 30

سی سی فیوگا 30

لائیکوپوڈیم 30

وجع القلب یا درد دل کے ہمراہ
(Angina pectoris)

ایکونائٹ 30

لیٹرو ڈکٹس 30

نیٹرم میور 30

بالوں کے امراض

الجھیں

لائیکوپوڈیم 30

نیٹرم میور 30

(سورائنم 200۔ ہفتہ وار)

باریک ہوں : ایسڈ فاس 30

بے چمک ، خشک   کالی سلف 30

نیٹرم میور 30

کلکیریا یا فاس 30

درد کریں، پر حس ہوں، چھونے یا کنگھی سے

چائنا 30

فیرم فاس 30

سفید ہونا، وقت سے پہلے (Greying, premature)

(۱) ایسڈ فاس 30   (۲) تھائی رائڈنیم 30

(۳) جبورانڈی 30

غیر ضروری، عورتوں میں

اولیم جیکوریس 6X و تھوجا 200 ہر دو دن بعد

گرنا، ابروؤں، مونچھوں، سر اور اعضائے تناسلی کے

(۱) سلینیم 30   (۲) نیٹرم میور 30

گرنا، آتشکی اثرات کے باعث

آرسینک البم 30

ہیپر سلفر 30

لائیکو پوڈیم 30

گرنا، چھونے یا کنگھی کرنے سے

نیٹرم میور 30

کالی سلف 30

سلیشیا 30

گرنا، خشکی کے باعث (Seborrhoea, dandruff)

(۱) آرسینک البم 30   (۲) آرسینک البم 30

برائیونیا 30   نکا مائنز 30

سلفر 30   نیٹرم میور 30

گرنا، دودھ پلانے والی ماؤں میں

سیپیا (۱) 30   نیٹرم میور (۲) 30

گرنا، گچھوں کی شکل میں : فاسفورس 30

گول نشان کی صورت میں مونچھوں یا سر سے بال

گریں، بالچر (Alopecia, ringworm)

کالی سلف (۱) 30   ٹریلیم (۲) 30

کلکیریا فاس 30   میزیریم 30

لائیکوپوڈیم (۳) 30   گریفائٹس 30

بالچر، بوجہ فنگس یا چھپوندی (Ringworm, trichophytosis)

گریفائٹس 30

سیپیا 30

ٹیلوریم 30

بال توڑ یا بال کی جڑ میں پھنسی (Furuncle, boil)

بیلاڈونا (۱) 30   مرکیورس (۲) 30

ہپر سلفر 30   بطور امدادی دوا

آرنیکا 30

بار بار ہونیوالا

آرنیکا 30

کلکیریا پکریکم 30

ہپر سلفر 30

بانجھ پن (Sterility)

ا۔   اشوکا - Q ، دس قطرے دن میں تین بار انتہائی مفید و مجرب ہے۔

۲۔   الیٹرس فیری نوزا Q و بیلونیاس Q، 10 قطرے روزانہ تین بار۔

۳۔   حیض جلد ہو اور مقدار زیادہ ہو اور دیر تک رہے، ہمراہ لیکوریا

الیٹرس فیری نوزا   30

کلکیریا کارب   30

کریازوٹ   30

۴۔   حیض کم مقدار میں، پہلے اور بعد میں درد، حضیۃ الرحم کی سوزش و درد
رحم کی سوزش، مباشرت کی خواہش کم ہو :   ایگنس کاسٹس   30

گریفائٹس   30

کونیم   30

۵۔   حیض جلد اور مقدار میں زیادہ۔ معدے میں تیزابیت، خصیۃ الرحم
کی سوزش(Oophoritis)رحم کا خروج (Prolapse of uterus) ہو۔ سردی اور
زکام لگنے کا میلان ہو۔ کمزوری زیادہ خصوصاً صبح کے وقت بستر میں۔ غم، خوف
غصہ وغیرہ کے اثرات۔ مریضہ مغرور و متکبر ہو۔

(۱) نیٹرم میور   30   (۲) ٹیوبر کلینم، میڈورائنم،

نیٹرم فاس   30   سفلینم و آیوڈین 200

پلاٹینا   30   بطور مکمل انگیز

۶۔   پاؤں گیلے ہونے، انیمیا یا کمزوری سے حیض دب دب جانا (احتباس الطمث)
لیکوریا خراشدار، جلندار، کمر درد۔ حیض کے دوران یا بعد اسہال ہوں۔ پیاس
ندارد۔ مریضہ نرم دل، صابر، جلد رو دینے والی۔ دلاسہ دینے سے افاقہ ہو۔
کھلی ہوا میں ہمیشہ بہتر محسوس کرے اگرچہ باہر سردی ہی ہو۔ کسی بھی بیماری کی

ابتدا اگر بلوغت کے زمانے سے ہوئی ہو تو یہ دوا انتہائی مفید ہے۔ سر کو اونچا رکھنے سے آرام ہو۔ ایک تکیہ رکھ کر لیٹنے سے انتہائی بے چینی ہو۔ مریضہ سر کے اوپر ہاتھ رکھ کر لیٹے ۔ ایسی مریضہ کی شافی اور بالمثل دوا۔

پلسٹلا   200-30

۷۔   زرد رو مریضہ ،تلی دلی، چہرہ پر چھائیاں، جگر کے عوارض کے ہمراہ پیڑو میں نیچے کو دبانے والے درد، اسقاط حمل کا میلان۔ علامات کا جسم میں نیچے سے اوپر کو چلنا۔ اندرونی اعضاء میں گیند یا گولے کا احساس۔ یہ دوا گوری رنگت اور گہرے براؤن یا سرخ بالوں والی مریضاؤں میں زیادہ مفید اثر دکھاتی ہے۔ اپنوں سے تغافل اور گھر کے کام کاج اور بچوں سے مکمل بیزاری و نفرت۔ گرم کمرے میں بھی سردی لگتی ہے۔ حیض دیر سے کم اور بے قاعدہ یا جلدی اور زیادہ مقدار میں رحم اور فرج (Vagina) کا خروج۔ مباشرت سے فرج میں درد ہونا۔ مندرجہ بالا علامات کی حامل بانجھ مریضہ کے لئے بالمثل دوا۔

سیپیا   200-30

بچوں کے امراض (Diseases of children)

بڑوں کی ادویہ بچوں کے لئے بھی استعمال کی جاتی ہیں۔ اس لئے بچوں کے امراض کا علاج بعینہ بڑوں کی طرح کریں۔ چند امراض جو صرف بچوں کے ہیں ان کا ذکر کیا جا رہا ہے۔

اسہال، پیچش، زحیر (Diarrhoea-dysentery)

فیرم فاس 30	(۲)	30	(۱) پوڈوفائلم
کالی فاس 30		30	کلکیریا فاس
کالی سلف 30		30	مرک سال

(اس کے علاوہ دیکھیں اسہال ، پیچش)

الرجی۔ ناک ، گلا ، جلد ، دمہ وغیرہ   دیکھیں الرجی

آنکھوں کی سوزش   دیکھیں آنکھوں کے امراض

آنکھوں کے گرد سیاہ حلقے ، پیٹ کے کیڑے ، ناک میں انگلی

گھسیٹڑے اور خون کی کمی ہو

(۱)   سائنا   30   (۲)   چائنا   30

نیٹرم فاس   30   فیرم میٹ   30

نیٹرم میور   30   کلکیریا فاس   30

ایڈی نائڈ غدود (Adenoid glands) ناک کے پچھلے سوراخوں سے

متصل گلے میں لمفائی غدود جو سوج کر پھول جاتے ہیں ناک سے سانس لینے کے عمل میں رکاوٹ

اور بہرے پن کا باعث بھی بنتے ہیں ۔

ایگرافس این   30

برائٹا کارب   30

ہیپر سلفر   30

(ٹیوبر کلینم - 200 ہفتہ وار)

بخار   دیکھیں بخار

بہرہ پن (Deafness)

ایڈی نائڈ غدودوں یا سوجے ہوئے ٹانسلز کے باعث

ایگرافس این   30

برائٹا کارب   30

مرک سال   30

کان کے درمیانی حصہ (Middle ear) کی سوزش سے جس

میں مواد اکٹھا ہو جائے یا کان کو گلے سے ملانے والی نالی (Eustachean

tube) کی نزلاوی سوزش (Catarrhal inflammation) کے باعث

ہیپر سلفر ۔۔۔۔۔۔۔۔۔۔۔ 30

کالی میور ۔۔۔۔۔۔۔۔۔۔۔ 30

پلسٹلا ۔۔۔۔۔۔۔۔۔۔۔ 30

سلی مواد (ٹی بی) کی جسم میں موجودگی کے باعث (Scrofulous)

سلفر ۔۔۔۔۔۔۔۔۔۔۔ 30

ایتھیوپس ۔۔۔۔۔۔۔۔۔۔۔ 30

میزیریم ۔۔۔۔۔۔۔۔۔۔۔ 30

بولنا دیر سے سیکھے (Delayed talking)

نیٹرم میور ۔۔۔۔۔۔۔۔۔۔۔ 30

مرکیورس ۔۔۔۔۔۔۔۔۔۔۔ 30

بونے بچے، چھوٹے، بیمار، جسم کمزور مگر سر بڑا

لائیکوپوڈیم ۔۔۔۔۔۔۔۔۔۔۔ 30

بریٹا کارب ۔۔۔۔۔۔۔۔۔۔۔ 30

بھوک شدید ہو، خوب کھائے مگر سوکھتا چلا جائے

آیوڈیم ۔۔۔۔۔۔۔۔۔۔۔ 30

چائنا ۔۔۔۔۔۔۔۔۔۔۔ 30

سلیشیا ۔۔۔۔۔۔۔۔۔۔۔ 30

بھوک کم ہو یا بالکل نہ لگے

چائنا ۔۔۔۔۔۔۔۔۔۔۔ 30

ایسڈ فاس ۔۔۔۔۔۔۔۔۔۔۔ 30

کالی میور 30

(اس کے علاوہ دیکھیں بھوک)

بیماری کے سبب کمزور ہو گئے ہوں اور بوڑھوں کی مانند نظر آئیں

آرجنٹم نائٹریکم 30

سلیشیا 30

بول بستری (نیند میں پیشاب خطا ہونا) (Nocturnal enuresis)

(۱) ایسڈ فاس 30 (۲) کاسٹیکم 30

بیلاڈونا 30 جیلسیمیم 30

(۳) بیلاڈونا 30 کینتھرس 30

کاسٹیکم 30 (اس کے علاوہ مثانے

ایکوی زیٹم 30 کی سوزش بھی دیکھیں)

پاخانہ کرتے وقت روئے اور کونتھ

کالوسنتھ 30

مرکیورس سال 30

بیلاڈونا 30

پیٹ کے کیڑے   دیکھیں پیٹ کے کیڑے

پیٹ درد (Infantile colic)

(۱) کیمو ملا 30 (۲) کالوسنتھ 30

بیلاڈونا 30 نکس وامیکا 30

تشنج، ام الصبیان، مرگی، دورے کی بیماری

ایتھوزا 30

بیلاڈونا 30

کیوپرم میٹ 30

پیٹ کے کیڑوں کے باعث جھٹکے لگنا

سائنا 30

سٹینم 30

ٹیوکریم 30

بخار کے دوران جھٹکے (Febrile fits)

(۲) سائیکیوٹا 30   (۱) بیلاڈونا 30

کیموملا 30   کیوپرم میٹ 30

۳۔ دورہ کے دوران : پیسی فلورا - Q کے تین قطرے ، ہر پندرہ منٹ بعد

ٹانسلز ،لوزتین (Tonsils)

برائٹاکارب : سوزش، سوجن، کھانسی و بخار 30

ہیپر سلف 30

مرک کار 30

سوزش، پیپ پڑ جائے (Follicular tonsillitis)

برائٹاکارب 30

مرک سال 30

فائٹولاکا 30

چلنا دیر سے سیکھے : کلکیریا کارب 30

چلنا، بولنا دونوں دیر سے سیکھے   نیٹرم میور 30

مرکیورس 30

چھلے میں (پیدائش کے سوامہینہ کے اندر) بچے مر جائیں :

دوران حمل سلفر - 30 کی ایک خوراک روزانہ دیں اور مکمل معائنہ اور علامات کی مدد سے بالمثل دوا اور نوزوڈ تلاش کریں ۔

خون کی کمی ، فقر الدم ، اینمیا ، بھس زدہ ، زرد چہرہ (Anaemia)

فیرم فاس	30
کلکیریا فاس	30
نیٹرم فاس	30

خوراک جزو بدن نہ بنے ، وزن کم ہوتا جائے

آیوڈم	30
نیٹرم میور	30
کلکیریا فاس	30

دانت درد ، گل سڑ جائیں (Caries)

شافی گیریا	30
کریازوٹ	30
مرک سال	30

دانت دیر سے نکلنا (Delayed teething)

کلکیریا فاس	30
فیرم فاس	30

دانت نکالنے کے دوران الجھن ، درد ، اسہال وغیرہ

کلکیریا	30
کیمو ملا	30
پوڈو فائلم	30

دمہ ، سانس پھولنا، دم گھٹنا   دیکھیں دمہ

ڈبہ ، پسلی چلنا (Croup)

یہ مرض وائرس کی وجہ سے ہوتا ہے۔ بعد میں جراثیم بھی اس میں شامل ہو جاتے ہیں۔ گلا یا نرخرہ ، سانس کی نالیاں (Trachea, bronchi) سب کی اندرونی جھلیوں کی شدید سوزش ہو جاتی ہے اور چھوٹے بچوں میں یہ خصوصاً زیادہ خطرناک ہوتا ہے کیونکہ ان کی سانس کی نالیاں پہلے ہی تنگ ہوتی ہیں اور تھوڑی سوزش اور سوجن سے ہی بند ہو جاتی ہیں۔ جس کے نتیجے میں سانس گھٹ کر موت واقع ہو سکتی ہے۔ سانس لینے میں مشکل کی وجہ سے پسلیاں چلتی نظر آتی ہیں اور ان کے درمیانی پٹھے اندر کی جانب حرکت کرتے نظر آتے ہیں۔ مندرجہ ذیل ہر پندرہ منٹ کے بعد دیں۔

30	ایکونائٹ	(1)	30	ایٹم ٹارٹ	(۲)
30	سپنجیا		30	فیرم فاس	
30	ہپر سلفر		30	کالی میور	

ڈر جانا، خصوصاً رات نیند کے دوران (Night-terrors)

30	بیلاڈونا
30	سائنا
30	کالی فاس

ذہنی کیفیت ، مزاج

30	بد تمیز ، بد خو اور غصے والا	نکس وامیکا
30		برائی اونیا
30		سٹیفی سیگریا

چاہے کہ ہر وقت اسے گود میں اٹھایا جائے : کیموملا 30

88

ضدی، نافرمان، جو کہیں اس سے الٹ کرے : مرنٹولااچ 30

ضدی و گستاخ، تنبیہ کرنے پر ہنسے : گریفائٹس 30

غصہ، بداخلاقی، تند مزاجی   نکس وامیکا   30

سٹیفی گیریا   30

بیلاڈونا   30

گالیاں دے   اینا کارڈیم   30

بیلاڈونا   30

سوکھاپن، پرچھاواں (Marasmus)

(۱) ابرا ٹینم   30   (۲) ٹیوبر کلینم   200 -

نیٹرم میور   30   ہفتہ وار

سلفر   30

فالج الاطفال، پولیو (Poliomyelitis) :   کاسٹیکم   30

جیلسیمیم   30

پلمبم   30

کانچ نکلنا، مقعد باہر نکلنا، ڈھونڈری (Anal prolapse)

پوڈو فائلم   30

مرک کار   30

اگنیشیا   30

کان درد (Otalgia)، بہنا (Otorrhoea)، خون آمیز مواد

ہپر سلفر   30

مرک سال 30

آرسینک البم 30

بدبودار، چھلنے والا یا سادہ مواد

(۲) سلیشیا 30 (۱) کلکیریا سلف 30

فیرم فاس 30 کالی سلف 30

کمزوری، خون کی کمی

کاربو ویج 30

چائنا 30

ایسڈ فاس 30

کھانسی

(۲) کیوپرم میٹ 30 (۱) اپیکاک 30

ہپر سلف 30 سپونجیا 30

ڈروسرا 30 فیرم فاس 30

کالی کھانسی، سعال وبائی، شہیقہ (Whooping cough)

پھیپڑوں کی دورہ دار شدید کھانسی جس میں کھانتے کھانتے مریض بے دم اور نڈھال ہو جاتا ہے، چہرہ نیلگوں ہو جاتا ہے اور آخیر میں قے آجاتی ہے۔ منہ، ناک، کان سے خون بھی نکل سکتا ہے۔ سر، سینہ، تمام جسم میں درد ہوتا ہے۔ ایک دن میں کھانسی کے بیس تا تیس تا چالیس تا اسی دورے پڑ سکتے ہیں۔

ڈروسرا 30

کیوپرم میٹ 30

اپیکاک 30

قبض

(۲) مرک ڈلس 30 (۱) نکس وامیکا 30

90

برائیونیا 30

الیومینا 30 (۳) اوپیم 30

قد چھوٹا رہ جانا

(۱) برائٹاکارب 30 (۲) ٹیوبر کلینم - 200

کلکیریا فاس 30 ہفتہ وار

منہ سے بدبو آنا، منہ میں چھالے مرک سال 30

بوریکس 30

کالی میور 30

نزلہ، زکام کی عادت

(۱) نیٹرم میور 30 (۲) ٹیوبر کلینم - 200

سلیشیا 30 ہفتہ وار

ہپر سلفر 30

ناک بند رہنا، منہ سے سانس لینا پڑے نکس وامیکا 30

سمبوکس 30

امونیاکارب 30

ناک میں بولنا: برائٹامیور 30

نمونیا

(۱) اپیکاک 30 (۲) اینٹم ٹارٹ 30

برائیونیا 30 سپونجیا 30

فیرم فاس 30 کاربو ویج 30

چیلیڈ ونیم 30

نیند کی کمی

(۱) کیموملا 30 (۲) کافیا کروڈا 30

یرقان نومولودی، پیدائش کے بعد یرقان ہونا (Infantile jaundice)

30	کیمو ملا	(۲)	(۱) فیرم فاس 30
30	مرک سال		نیٹرم سلف 30
30	لیوپولس		

بخار

ا۔ سادہ پانی سے گیلی پٹیاں کریں حتیٰ کہ بخار 100 ڈگری ایف سے کم ہو جائے۔

۲۔ مریض کی علامات کے مطابق بالمثل دوا تجویز کریں۔

۳۔ اکثر مریضوں کے لئے پائروجینم - 200 انتہائی مفید ہے۔

۴۔ درج ذیل دو مرکبات میں سے کسی ایک یا دونوں سے علاج شروع کریں۔

30	فیرم فاس	(۲)	(۱) بیلاڈونا 30
30	کالی میور		رس ٹاکس 30
30	نیٹرم میور		جیلسیمیم 30
			پپٹیشیا 30

انفلوئنزا، زکام کے ہمراہ

آرسینک البم	30
یوپاٹوریم پرف	30
جیلسیمیم	30

پیٹ میں مروڑ والے درد اور بدبودار فضلہ کے ہمراہ

چائنا	30
مرک سال	30
پپٹیشیا	30

ٹانسلز کی سوزش اور ورم کے ہمراہ

بیلاڈونا	30
فائٹولاکا	30
کالی آیوڈ	30

جسم میں کہیں بھی تعفن (Sepsis)، انفکشن یا جراثیم کی وجہ سے

آرسینک الب	30
ایکی نیشیا	30
رس ٹاکس	30

خارش اور دانے دار امراض مثلاً خسرہ اور لاکڑا کاکڑا کے ہمراہ

ایلینتھس	30
بیلاڈونا	30
یوفریزیا	30
ملیریا مع سردی و لرزہ نیٹرم میور	30
اپیکاک	30
چائنا سلف	30

ویکسین لگانے یا کھانے کے بعد

مرک سال	30
ہیپر سلفر	30
تھوجا	30

بد اثرات

اخراجاتِ جسمانی (Discharges)

پسینہ اور خون حیض دب جانے کے برے اثرات

پلسٹلا 30

ایکونائٹ 30

خون بہنے، اسہال یا پیپ خارج ہونے کے نقصانات

چائنا 30

کاربو ویج 30

فیرم فاس 30

ادویات، ایلوپیتھک ادویات

نکس وامیکا 30

نیٹرم سلف 30

ٹیکہ اور ویکسین

تھوجا 30

سلفر 30

سلیشیا 30

امراض، کسی بھی گذشتہ بیماری کے بد اثرات خصوصاً ٹائیفائڈ

(۱) کاربو ویج 30 (۲) سورائنم 200

چائنا 30 ہفتہ وار

سلفر 30

سوزاک کا مرض دب جانے سے

(۱) تھوجا 30 (۲) میڈرائنم 200

ایگنس کاسٹس 30 ہفتہ وار

94

خسرہ کے بد اثرات   پلسٹلا   30

کافیا   30

کیمفر   30

جذبات سے تکالیف یا بد اثرات

بری خبر سے :   جیلسیمیم   30

ڈر جانے سے ، فوری اثرات : ایکونائٹ   30

ڈر کے ، دیر سے پیدا ہونے والے اثرات : اوپیم   200

ڈر ، خوف ، اچانک پیش آنے سے   جیلسیمیم   30

کاسٹیکم   30

خوشی اچانک ، شادی مرگ ہو جائے : کافیا کروڈا   30

سوچ بچار ، دماغی محنت سے :   آرجنٹم نائٹ   30

سباڈلا   30

محبت میں ناکامی ، غم و اندوہ ، حسرت و یاس   اگنیشیا   30

ایسڈ فاس   30

کلکیریا فاس   30

خود کشی کے خیالات :   آرم میٹ   200-30

جلدی امراض ، دب جانے سے دمہ ہو جائے :

(۱) آر سینکم البم   30   (۲) سورائنم   200-

ہیپر سلفر   30   ہفتہ وار

جلدی امراض ، دب جانے سے مرگی ہو جائے

(۱) سلفر 30 (۲) سورائنم - 200

اگاریکس 30 ہفتہ وار

خسرہ یا چھپاکی دب جانے سے : ایپس میلیفیکا 30

جنسی عادات

کثرتِ مباشرت کے برے اثرات

سٹیفی گیریا 30

ایسڈ فاس 30

نکس وامیکا 30

کثرتِ مباشرت سے کمر درد

اگاریکس 30

رس ٹاکس 30

کلکیریا فاس 30

کنوارہ ، ناکتخدا یا مجرد رہنے سے تکالیف : کونیم 30

مشت زنی کے برے اثرات

سٹیفی گیریا 30

ایسڈ فاس 30

چوٹ ، خصوصاً سر پر لگنے کے برے اثرات : نیٹرم سلف 200

پٹھے ، جوڑ میں تناؤ یا موچ یا بوجھ اٹھانے سے

آرنیکا 30

رس ٹاکس	30

گر پڑنے یا زیادہ وزن اٹھانے سے : ملی فولیم 200

ہڈی کی چوٹ، فریکچر

سمفائی ٹم	30
آرنیکا	30
ہائپریکم	30

محنت و مشقت، زیادہ محنت کے برے اثرات

آرنیکا	30
رس ٹاکس	30
کلکیریا فاس	30

بیٹھے بیٹھے کام کرنا اور جسمانی محنت نہ کرنا : نکس وامیکا 30

پڑھائی یا سلائی میں باریک بینی سے آنکھوں پر اثرات

روٹا	30
سینیگا	30
نیٹرم میور	30

نشہ آور اشیاء، افیون، ہیروئن سے

ایوینا سائیوا	30
ورائٹرم البم	30
میوریاٹیک ایسڈ	30

تمباکو چبانے سے آرسینک البم 30

درائٹرم البم   30

نکس وامیکا   30

تمباکو نوشی سے

نکس وامیکا   30

کیلیڈیم   30

ٹیبکم   30

شراب نوشی سے

نکس وامیکا   200-30

اگاریکس   200-30

آرسینک البم   200-30

نیند ضائع ہو جانے سے

(۱) کاکوکس   30   (۲) کافیایم   30

اگنیشیا   30   نکس وامیکا   30

برا بھلا کہنا، اور قسمیں کھانے کی عادت

(۱) اینا کارڈیم   30   (۲) لیک کین 200 ہفتہ وار

جنون اور پاگل پن کے دوران

ویراٹرم البم   200-30

ہایوسائمس   200-30

بیلاڈونا   200-30

بد ہضمی، سوءِ ہضم ۔ وجوہات (Dyspepsia-causes)

عام استعمال کیلئے خاص مرکب   نکس وامیکا   30

30   برائیونیا

30   کاربو ویج

آرام سے بیٹھے رہنے والے لوگ یا بیٹھ کر کام کرنے والے افراد

30   نکس وامیکا

30   کاربو ویج

30   لائیکوپوڈیم

بادی یا ثقیل خوراک سے

30   چائنا

30   لائیکوپوڈیم

30   پلسٹلا

بڑھاپے میں یا کمزور افراد میں

30   برائیونیا

30   کاربو ویج

30   لائیکوپوڈیم

بیئر پینے والوں میں

30   کالی بائیکرامیکم

30   نکس وامیکا

30   برائیونیا

تمباکو نوشی یا چبانے سے

30   نکس وامیکا

30   اسپیز نائگرا

سیپیا	30

چائے کی کثرت سے

تھوجا	30
چائنا	30
ڈائنسکوریا	30

چربی، گھی والی، تلی ہوئی خوراک سے

پلسٹلا	30
کاربو ویج	30
سائیکلیمین	30

دواؤں، چائے، تمباکو، میٹھی گولیوں، چاکلیٹ سے

نکس وامیکا	30
کاربو ویج	30
سلفر	30

دودھ سے

ایتھوزا	30
کلکیریا کارب	30
سلفر	30

کھانے میں بے احتیاطی و بے اعتدالی سے

برائیونیا	30
کاربو ویج	30
نکس وامیکا	30

کثرت خوراک، خوش خوراکی و پر خوری

پلسٹلا 30

چائنا 30

نکس وامیکا 30

کاربو ویج 30

بدہضمی۔ اقسام و علامات (Dyspepsia-types, symptoms)

تیزابیت، کھٹی ڈکاریں

کلکیریا کارب 30

روبینیا 30

نکس وامیکا 30

جلن، سینے و معدہ میں

آرجنٹم نائٹریکم 30

برائیونیا 30

کلکیریا کارب 30

چکر آنا، دوران سر، بدہضمی کے ہمراہ

(۱) پلسٹلا 30   (۲) نکس وامیکا 30

گرے شی اولا 30   کاربو ویج 30

خوراک یا پانی کا واپس منہ کو آنا (Regurgitation)

الیومینا 30

کاربو ویج 30

اپیکاک 30

دل دھڑکنا یا اختلاج قلب کے ہمراہ

کینس	30
کاربو ویج	30
نکس وامیکا	30

ڈکار، بدبو دار

آرنیکا	30
کاربو ویج	30
پلسٹلا	30

ریاح، نفخ سے پیٹ پھول جانا

(۲) نکس وامیکا	30	(۱) کاربو ویج	30
اسافوٹیڈا	30	لائیکوپوڈیم	30
کالکیم	30	پلسٹلا	30

سادہ خوراک سے بھی بدہضمی و بے چینی

کاربو ویج	30
ہیپر سلفر	30
نکس وامیکا	30

کھانے کے فوراً بعد معدہ میں درد

کاربو ویج	30
کالی بائی	30
لائیکوپوڈیم	30

کھانے کے کئی گھنٹے بعد درد

اگاری کس ۔ ایم	30
نکس وامیکا	30
پلسٹلا	30

متلی ، الٹی

| 30 | پلسٹلا | (۲) | 30 | آرسینک البم | (۱) |
| 30 | نکس وامیکا | | 30 | برائیونیا | |

ہاضمہ سست و کمزور

30	آرسینک البم
30	کاربو ویج
30	پلسٹلا

برانکائیٹس (Bronchitis)

سانس کی بڑی نالیوں (Trachea) اور (Bronchi) کی سوزش اور انفیکشن جو جراثیموں اور وائرس کے سبب ہوتی ہے۔ سردی ، نمی ، فضا میں گرد و غبار اور سگریٹ نوشی سے بھی اس مرض کا حملہ ہو سکتا ہے۔ مرض کے شروع میں سینے میں خراش اور درد کے ہمراہ خشک کھانسی ہوتی ہے۔ پھر سینے میں دباؤ یا جکڑن کا احساس پیدا ہوتا ہے اور سانس پھولنے لگتا ہے۔ دو تین دن بعد کھانسی تیز ہو جاتی ہے اور ریشہ یا بلغم کا اخراج ہونے لگتا ہے اور اس کے ساتھ ساتھ بخار بھی ہو جاتا ہے۔ مناسب علاج کے نتیجے میں ایک ہفتے کے اندر مریض رو بصحت ہو سکتا ہے۔

30	امونیا کارب	(مزمن)	30	برائیونیا	(حاد)
30	کاربو ویج		30	اپیکاک	
30	سٹینم		30	ہپر سلفر	

برانکی ایکٹے سس (Bronchiectasis)

پھیپھڑوں کے اندر سانس کی باریک ہوائی نالیوں کے پھیل جانے سے اور ان میں

بلغم، ریشہ یا پیپ بھر جانے سے یہ مرض پیدا ہوتا ہے۔ اس کی وجوہات میں بچپن میں خسرہ یا کالی کھانسی کے دوران دوسرے جراثیموں کا پھیپھڑوں پر برا اثر شامل ہے۔ بار بار سینے کی انفکشن یا نمونیا سے بھی پھیپھڑوں کی نالیوں میں ریشہ و بلغم جمع ہو کر انہیں پھیلا دیتا ہے۔ اس کی علامات درج ذیل ہیں۔

۱۔ پرانی کھانسی جس کے ہمراہ کثیر مقدار میں بدبودار، گاڑھا، پیپ والا بلغم خارج ہوتا ہے۔ کھانسی میں اضافہ صبح کے وقت اور اپنی حالت بدلنے سے ہوتا ہے۔

۲۔ سینے میں درد، سانس پھولنا۔   ۳۔ بخار چند دن یا کئی ہفتے طویل ہو سکتا ہے۔

۴۔ کمزوری، سردی کے ساتھ لرزہ، نیند کے دوران پسینے۔

۵۔ وزن کم ہونا، بھوک بند ہونا۔   ۶۔ کھانسی میں خون بھی آ سکتا ہے۔

پلسٹلا	30
سٹینم	30
کالی بائی	30

برص، پھلبہری (Leucoderma)

۱۔ درجہ اول کی دوا آرس سلف فلیوم ہے۔ 3X کی طاقت میں دو ماہ کے لئے استعمال کریں افاقہ ہونے کی صورت میں جاری رکھیں ورنہ طاقت بڑھا کر دیں۔

۲۔ آرسینک البم - 200 روزانہ ایک خوراک

۳۔ ہائیڈروکوٹائل - Q، 10 قطرے دن میں تین دفعہ پلائیں اور نشانوں پر لگائیں۔

۴۔ دوسری ادویات ۔ نائٹرک ایسڈ، سنبل، نیٹرم میور، زنکم فاس

۵۔ پرانے مرض کی صورت میں: آرجنٹم میٹ، ڈروسرا، بینگانم، سلینئم

۶۔ پہلے ٹیوبر کلینم 200 تا 1000 دیں۔ بعد میں ہفتہ وار یا ہر دو ہفتے بعد دیں۔

۷۔ مریض کی مزاجی دوا (Constitutional remedy) تلاش کریں اور مریض کی بالمثل دوا بھی ضرور تلاش کریں۔

جسمانی وذہنی کمزوری، انحطاط پیری (Senile decay)

(۱) آرسینکم البم 30   (۲) برائٹاکارب 30

کاربو ویج 30   کونیم 30

کیوپرم میٹ 30   لائیکوپوڈیم 30

جنسی کمزوری

ایگنس کاسٹ 30

اورکانٹینم 30

کونیم 30

قبل از وقت بڑھاپا

سلینیم 30

ایگنس کاسٹس 30

امبرا گریسیا 30

سوکھاپن، لاغری

آیوڈم 30

تھایوسن 30

فاسفورس 30

یاداشت، حافظہ کمزور

آرجنٹم نائٹ 30

ایناکارڈ 30

کالی فاس 30

یاداشت ختم، دماغ نرم ہونا (Dementia, Alzheimer's disease)

ایناکارڈ 30

ایسڈ فاس 30

کینابس انڈریکا 30

بڑھاپے کے کئی عوارض کیلئے مجرب

الیومینا 30

برائٹا کارب 30

کونیم 30

دماغی کام نہ کر سکے، پڑھنا لکھنا مشکل

ایوینا سائیوا 30

کلکیریا فاس 30

زنکم میٹ 30

مباشرت کی کثرت سے عوارض

ایگنس کاسٹس 30

سٹانی گیریا 30

کلاڈیم 30

بسہری، بلٹوہا، انگل بیڑا (Onychia, felon)

انگلی کی جڑ میں، نیچے اور اردگرد سوزش، سوجن، پیپ اور شدید درد

(۱) ہپر سلفر 30   (۲) سلیشیا 30

(۳) کیلنڈولا یا بورک برائونیا 30

ڈانسکوریا 30   ایسڈ لوشن لگائیں۔

بغل کے امراض (Diseases of axilla)

ایگزیما، جلندار دانے

ایلاپس	30
نیٹرم میور	30
سلفر	30

پسینہ، زیادہ اور بدبودار

کلکیریا کارب	30
نائٹرک ایسڈ	30
ٹیلوریم	30

پھوڑے

ہپر سلفر	30
آئی ریڈیم	30
کاربو ویج	30

غدود، سوزش، سوجن   دیکھیں لمفی غدود

ہرپیز، جلندار مواد بھرے چھالے (Herpes zoster)

(۲) مزیریم 200 -	(۱) کاربو اینمیلیس 30
اطور مددگار دوا	رس ٹاکس 30
	آرسینک البم 30

بفہ، بالوں کی خشکی
(Dandruff, seborrhoea)

آرسینک البم	30
ونکا مائنر	30
نیٹرم میور	30

بلڈ پریشر، فشارالدم (Blood pressure)

ہائی بلڈ پریشر (Hypertension)

تشویش، سر درد، سن ہونے اور بیخوابی کے ہمراہ

بیلاڈونا	30
اگنیشیا	30
کافیا کروڈا	30

پٹھوں کے درد، بے چینی، نفسیاتی عوارض و مایوسی

آرم میٹ	30
بیلاڈونا	30
رس ٹاکس	30

دل کی دھڑکن، اختلاج قلب، درد دل و ہمراہ بیخوابی

یکس	30
گلونائن	30
پیسی فلورا	30

لو یا کم بلڈ پریشر (low) (Hypotension)

(۱) کاریوویج	30	(۲) نیٹر کلینم	200
چائنا	30		ہفتہ وار
کلکیریا فاس	30		

بوائی پھٹنا، پالا مارنا (Chillblains)

سردی سے ہاتھوں، پاؤں کی سرخی، جلن، سوجن اور بعد میں جلد کا کٹ جانا

(۱) اگاریکس ۔ ایم 30 (۲) کیلنڈولا ۔ Q وی سلین

پلسٹلا 30 میں ملا کر لگائیں

رس ٹاکس 30

بواسیر ، بادی و خونی ، ہر دو اقسام کے لئے (Piles)

(۱) ایلوز 30 (۲) ایسکولس 30

کالن سونیا 30 ملی فولیم 30

نکس وامیکا 30 پی اونیا 30

بہرہ پن ، اونچا سننا (Deafness)

تمام اقسام کے لئے مفید

ایگرافس ۔ این 30

چینو پوڈیم 30

چائنا سلف 30

ایڈی نائڈز (Adenoids) یا لوز تین (Tonsils) کی وجہ سے

ایگرافس ۔ این 30

بر ائٹا کارب 30

مرک سال 30

انسانی آواز سننا مشکل ہو

چینو پوڈیم 30

کلکیریا کارب 30

فاسفورس 30

بڑھاپے کی وجہ سے

کالی میور 30

بلغم یا ریشے کی وجہ سے

مرک ڈل سس 30

فاسفورس 30

چینوپوڈیم 30

برائیونیا 30

نکس وامیکا 30

سلی مادے (ٹی بی - Scrofulosis) کی وجہ سے

سلفر 30

ایتھیوپس 30

میزیریم 30

بھوت پریت اور خیالی اشیاء نظر آنا (Hallucinations)

بیلاڈونا 30

سٹرامونیم 30

ہایوسائنس 30

بھوک سے متعلقہ امراض

اشیاء جن کے کھانے سے تکلیف ہو

انڈے

فیرم میٹ 30

کالی کم 30

سلفر 30

آلو

الیومینا 30

سیپیا 30

پیسٹری، کیک، بیکری کی اشیاء

پلسٹلا 30

لائیکوپوڈیم 30

اینٹی منی کروڈم 30

خوراک، کسی بھی قسم کی

کاربو ویج 30

نیٹرم کارب 30

امگڈلا پرسیکا 30

دودھ

کلکیریا کارب 30

کاربو ویج 30

ایتھوزا 30

گوبھی

برائیونیا 30

کاربو ویج 30

لائیکو پوڈیم 30

مکھن

پلسٹلا 30

کاربو ویج 30

نیٹرم میور 30

بھوک ۔ اشیاء جن کے کھانے کی شدید خواہش ہو

ترش اشیاء، سرکہ، لیموں، چٹنی، اچار وغیرہ

آر سینک البم	30
ہپر سلفر	30
چائنا	30

تمباکو

اسارم	30
کاربو ویج	30
سٹانی گیریا	30

چائے

الیومینا	30
ہپر سلفر	30
تھوجا	30

چاک، چونا، چارکول وغیرہ

(۱) الیومینا	30	(۲) سورائنم	200
کلکیریا کارب	30	ہفتہ وار	
سائیکیوٹا	30		

کافی

اسگورا	30
آر سینک البم	30
کونیم	30

30	کلکیریا فاس	گوشت
30	میگ کارب	
30	ایبز نائگرا	

میٹھی اشیاء، گولیاں، چاکلیٹ وغیرہ

30	لائیکو پوڈیم
30	کالی بائی
30	سلفر

نمک و نمکین اشیاء

30	کاسٹیکم
30	فاسفورس
30	نیٹرم میور

بھونکنا، کتے کی طرح : بیلا ڈونا 30-200

بھینگاپن (Squint)   دیکھیں آنکھوں کے امراض

بیڈ سور، بستری پھوڑے (Bed sores)

(۱) آرنیکا	30	(۲) میوریاٹک ایسڈ	30
ایکی نیشیا	30	سلفیورک ایسڈ	30
فلورک ایسڈ	30	کاربو ویج	30

Q- لا کیلنڈو لا (بیرونی طور پر)

بے رحم

30	میرنٹولا ہسپانیہ
30	نکس دامیکا

بے چینی، شدید اور موت کا خوف، گھبراہٹ   ایکونائٹ   30

آرسینک البم   30

رس ٹاکس   30

شدید بے چین، بیٹھے کھڑے دونوں حال میں : فاسفورس   30

شدید بے چینی سے لگاتار حرکت پر مجبور :   آرنیکا   30

یوپاٹوریم پرف   30

(پائروجن -200 ہفتہ وار)

بے خودی کا عالم، از خود رفتگی (Catalepsy, trance)

اس مرض میں جسم کے اعضاء کافی دیر تک ایک ہی حالت میں رکے رہتے ہیں

ایکونائٹ   30

کینالس انڈیکا   30

اوپیم   30

بیکرز کی خارش (Baker's itch, lichen)

(۱)   سلفر آیوڈم   30   (۲)   اینٹیمنی کروڈم   30

آرسینک البم   30   جگلنس سائی نیریا   30

کالی بائی   30   سلفر   30

(۳)   کریازوٹ   30

لائکوپوڈیم   30

بیوی سے نفرت   دیکھیں خاوند

114

بے ہوشی (Coma)

(۱) ایپس 30   (۲) پٹیشیا 30

ہیلی بورس 30   ایلنتصس 30

اوپیم 30   ایسڈ فاس 30

پاخانہ

بار بار، ناکام، نامکمل حاجت

نکس وامیکا 30

مرک سال 30

کالو سنتھ 30

بدیودار : کاربو ویج 30   (سورانئم یا پائروجن-200 ہفتہ وار)

بلغم کی مانند سفید

اپیکاک 30

کالکیم 30

ایلوز 30

بے خبری کی حالت میں نکل جائے

ایلوز 30

کاسٹیکم 30

کالو سنتھ 30

پاخانہ خارج نہ کر سکے، مقعد بے جان

اناکارڈ 30

ایلومینا 30

کاسٹیکم 30

پاخانہ کسی چیز سے خارج کرنا پڑے   کلکیریا کارب   30

                                          سیپیا   30

                                          ایلوز   30

پاخانہ، نرم خارج کرنے کیلئے بھی زور لگانا پڑے

                                          ایلومینا   30

                                          سلفر   30

پاخانہ اور پیشاب بند :   اوپیم   200

پتلے پاخانے   دیکھیں اسہال، پیچش

رنگ برنگ کے، خصوصاً پاخوں میں : پلسٹلا   30

سخت، کالی گولیوں کی صورت   اوپیم   30

                              پلمبم   30

                              ایلومینا   30

سفید خاک کی مانند   (۱)   کلکیریا کارب   30   (۲)   ڈجی ٹیلس   30

کینتھرس   30   کاربو ویج   30

پوڈوفائلم   30   چائنا   30

مینگنیوں جیسا سخت، مشکل سے خارج ہو   نیٹرم میور   30

                                      ایلومن   30

                                      سلفر   30

نرم، مٹی کی طرح مقعد سے چپکے   ایلومینا   30

پلاٹینا   30

سلفر   30

پاگل پن   دیکھیں نفسیاتی امراض

پاؤں کے امراض

انگلیوں کے درمیان پھٹی ہوئی جلد

(۱) پٹرولیم   30   (۲) گریفائٹس   30

انگوٹھے کے پاؤں سے جوڑ کے مقام کے اوپر واقع تھیلی (Bursa) کی سوزش (Bunion)

بنزوئک ایسڈ   30

رہوڈنڈران   30

سلیشیا   30

انگوٹھے کی سوزش اور درد، گاؤٹ یا اس کے بغیر

لیڈم   30

ارٹیکا یورنس   30

نکس وامیکا   30

ایڑیوں میں درد

لیڈم پال   30

فائٹولاکا   30

کاسٹیکم   30

پسینہ

سلیشیا   30

30   سینی کولا

پسینہ دبا ہوا، دوبارہ جاری کرنے کیلئے :

(۱) گریفائٹس   30   (۲) سورائنم - 200 ہفتہ وار

تلوے، درد کریں

30   لیڈم

30   لائیکوپوڈیم

30   پلسٹلا

(میڈورائنم - 200 ہفتہ وار)

تلووں پر چنڈیاں (Corns)

30   اینٹمنی کروڈم

30   رین بلب

ٹخنے (Ankles)

درد

30   روٹا

30   لیڈم

30   رس ٹاکس

مڑ جائیں آسانی سے (Easy sprain)

(۱) نیٹرم کارب   30   (۲) میڈورائنم 200

کاربو انیمیلس   30   ہفتہ وار

نیٹرم میور   30

موچ

30   آرنیکا

30   رس ٹاکس

30   روٹا

جلن، گرمی (Burning feet)

سلفر	30
سینگوی نیریا	30

سردی، پاؤں اور ٹانگیں

وہرائٹرم البم	30
کاربو ویج	30

سوجانا، سن ہونا

کاکولس	30
ٹیباکم	30
برائٹا کارب	30

کارن، اٹھن گھٹہ، چنڈی (Corns)

اینٹی منی کروڈم	30
نائٹرک ایسڈ	30
تھوجا	30

گرمی ۔ ایک پاؤں گرم دوسرا ٹھنڈا

اپیکاک	30
چائنا	30
ڈجی ٹیلس	30

دایاں ٹھنڈا، بایاں عام حالت میں

چیلیڈونیم	30
لائیکوپوڈیم	30

پائیوریا (مسوڑھوں میں پیپ) (Pyorrhoea)   دیکھیں مسوڑھے

پتھریاں

پتے کی، صفراوی پتھریاں یا سنگِ مرارہ (Cholelithiasis, gall-stones)

(۲) کارڈس ۔ ایم	30	(۱) بربرس ولگیرس	30
ڈائسوریا	30	کلسیریا کارب	30

گردے کی   دیکھیں گردے کے امراض

پتی اچھلتا، چھپاکی (Urticaria)   دیکھیں جلد کے امراض

پتے کے امراض، درد، سوزش (Cholecystitis)

(۲) ڈائسوریا	30	(۱) بربریس ولگیرس	30
بیلاڈونا	30	چائنا	30
کالوسنتھ	30	کارڈس ۔ ایم	30

پتلیاں (Pupils , iris)

پھیلی ہوئیں (Mydriasis, dilated)

بیلاڈونا	30
سائی کیوٹا	30
سٹرامونیم	30

سکڑی ہوئیں (Miosis, constricted)

فائی سوسٹما	30
اوپیم	30
جیلسیمیم	30

پٹھوں یا عضلات کے امراض (Muscular diseases)

پٹھے سکڑ کر چھوٹے ہونے کا احساس   ایمونیم میور   30

ہنیٹرم میور   30

سائیمیکس   30

درد، شدید، کسی بھی حصہ جسم میں (Myalgia)

آرنیکا   30

برائیونیا   30

سی سی فیوگا   30

درد، ہاتھوں اور بازوؤں کے کثرت استعمال کے باعث

(۱) سی سی فیوگا   30   (۲) آرنیکا   30

رین بلب   30   برائیونیا   30

اگاریکس   30   رس ٹاکس   30

دکھن، ہلکا درد   آرنیکا   30

پیٹیشیا   30

رس ٹاکس   30

زخمی ہونا، پٹھوں اور جوڑ کے بند ھنوں (Joint capsule) اور کمر

کے مہردوں کا، کھنچ جانے یا جوڑ کی موچ سے (Sprain & strain)

(۱) کلکیریا کارب   30   (۲) آرنیکا   30

رس ٹاکس   30   بیلس۔پی   30

روٹا   30   ہائپریکم   30

سوزش و درد (Myositis)   آرنیکا   30

ہائپریکم   30

رس ٹاکس 30

سوکھ جانا، سکڑ جانا (Atrophy)

پلمبم 30

کالی بائی 30

کاسٹیکم 30

کمزوری و درد، خواہش کے مطابق کام نہ کریں، فالج

کونیم 30

جیلسیمیم 30

کالی فاس 30

پھڑکن یا تشنج (Convulsions, twitchings)

پٹھے کھچ کر رہ جائیں اور ڈھیلے نہ ہوں (Clonic type)

کیوپرم میٹ 30

نکوٹینم 30

جیلسیمیم 30

پیٹ کے کیڑوں کے باعث

سائنا 30

ہایوسائنس 30

سینٹونن 30

جسم کے ایک یا ایک سے زیادہ پٹھوں میں پھڑکن

زنکم میٹ 30

اگنیشیا 30

30   اگاریکس

جسم کے ایک حصہ کے پٹھے پھڑکیں

30   سائی کیوٹا

30   سٹرامونیم

30   سٹرکنین

دانت نکالنے کے دوران، بچوں میں

30   ایتھوزا

30   کیوپرم میٹ

30   سٹرامونیم

زچگی کے بعد

30   بیلاڈونا

30   سائی کیوٹا

30   کیوپرم آرس

یوریمیا، خون میں یوریا بڑھ جانے سے (Uraemia)

30   کاربولک ایسڈ

30   ہائیڈروسیانک ایسڈ

30   اوپیم

اس کے علاوہ دیکھیں یوریمیا (بول الدم)

پراسٹیٹ غدود، غدۂ قدامیہ (غدۂ مثانی) (Prostate gland)

30   فیرم پکریکم   تمام امراض کے لئے مجرب

سبال سيرولاٹا 30

تھوجا 30

سوجن اور بڑھ جانے کے باعث پیشاب رکنا (Hypertrophy)

چیمافلا 30

برائٹا کارب 30

سلفر 30

سوزش، التہاب، ورم (Prostatitis)

حاد

(۱) چیمافلا 30   (۲) سبال سيرولاٹا 30

مرک ۔ ڈلس 30   کونیم 30

شنائی گیریا 30   سلفر 30

مزمن

آرم میٹ 30

کونیم 30

مرک کار 30

(سلینیم 200 ہفتہ وار)

پر سوت کا بخار   دیکھیں زچگی کا بخار

پچھتاوا، متعلقہ امراض (Mortification)   آرم میٹ 30

لائیکوپوڈیم 30

دراٹرم البم 30

پستان (Breasts)

بھٹنیاں یا نپل دکھن، چھونے سے درد   فائٹولاکا   30

کیمو ملا   30

گریفائٹس   30

بھٹنیاں، نپل، درد، کٹی پھٹی

(۱) گریفائٹس   30   (۲) آرنیکا   30

یپیا   30   فائٹولاکا   30

روٹا   30   (۳) گریفائٹس مرہم

بھٹنیاں، سوجن اور ارد گرد لمفائی رگوں کی سوزش

(۱) بیڈ یاگا   30   (۲) کونیم   30

مرک سال   30   ہپر سلفر   30

پستان سخت، پتھر کی طرح اور سوجن (Mastitis)

(۱) کونیم   30   (۲) اسٹیریا رومن 200

کلکیریا فلور   30   بطور مدد گار دوا

کاربو اینیمیلس   30

سوزش، بھاری، ہر حرکت سے درد، ہاتھوں سے تھاما پڑے

(۱) فائٹولاکا   30   (۲) بیلاڈونا   30

برائیونیا   30   ایکونائٹ   30

کونیم   30   (لیک کین - 200 ہفتہ وار)

کینسر، رسولی گٹھلی

(۱) کونیم   30   (۲) آرسینک البم   30

کلکیریا فلور   30   بیریم آیوڈائڈ   30

30 کونڈورینگو   سلیشیا   30

(کار سینوسن - **1000** ہفتہ وار)

(۳)   دوسری ادویہ : آرجنٹم نائٹریکم، اسٹیریا رونن، کارڈس ایم، گیلیم، ہائیڈراسٹس کالی آیوڈائڈ، سکرائنم، تھوجا

پسینہ - بدبودار

30   ہیپر سلفر

30   مرک سال

30   سلیشیا

پسینہ آنے سے علامات میں اضافہ ہو

(۱) مرک سال 30   (۲) نیٹرم میور 30

ہیپر سلفر 30

پسینہ آنے سے علامات میں کمی ہو

کلاڈیم 30

نیٹرم میور 30

آرسینک الب 30

ٹھنڈا پسینہ

(۱) آرسینک الب 30   (۲) کیوپرم میٹ 30

کاربو ویج 30   ویراٹرم الب 30

زیادہ مقدار میں پسینہ آنا (Hyperhidrosis)

بغلوں میں بدبودار   کلکیریا کارب 30

نائٹرک ایسڈ 30

سلیشیا 30

پاؤں میں

سلیشیا	30
گریفائٹس	30
پیٹرولیم	30

تمام جسم پر

کلکیریا کارب	30
پلسٹلا	30
سلیشیا	30

چہرہ و ماتھے پر

کلکیریا کارب	30
لوبیلیا انفلاٹا	30
وراٹرم البم	30

کم مقدار میں پسینہ آنا (Anidrosis)

نکس دامیکا	30
ایپیس	30
کنولیریا	30

پنڈلی (Calf)

اینٹھن، بے چینی

سلفر	30
میگ فاس	30
یکیل کار	30

فائٹولاکا 30

رس ٹاکس 30

کمزوری، بہمشکل کھڑا ہو سکے

(۲) کونیم 30   30 (۱) آرجنٹم نائٹ

نکس وامیکا 30   30 پکرک ایسڈ

سلفر 30   30 کالوکس

سن ہو جانا، سوجانا (Numbness)

(۲) کلکیریا فاس 30   30 (۱) الیومینا

کاسٹیکم 30   30 نکس وامیکا

سلفر 30   30 رس ٹاکس

سوجن امراض قلب اور خون کی رگوں کے امراض سے

(۲) ڈیجی ٹیلس 30   30 (۱) آرسینک البم

سٹرو فنتھس 30   30 کیلس

سوجن، جگر کے امراض کے باعث

چیلیڈونیم 30

فاسفورس 30

سلفر 30

سوجن، گٹھیاوی امراض کے باعث

آرم میٹ 30

کالیکم 30

فیرم میٹ 30

سوکھاپن، کمزوری، لاغری

| | رس ٹاکس | 30 |

| | ابروٹینم | 30 |

| | لیتھائرس | 30 |

| | کالی آیوڈ | 30 |

کڑل، تشنج یا کھنچاؤ والے درد

| | کیوپرم میٹ | 30 |

| | کالو سنتھ | 30 |

| | رس ٹاکس | 30 |

پولیو، فالج الاطفال، پیّوں کا فالج (Poliomyelitis) دیکھیں پیّوں کے امراض

پھوڑا

(Abscess)

پھوڑے کو پکا کر مواد باہر نکالنا مقصود ہو تو درج ذیل ادویہ چھوٹی طاقت میں دیں اور اگر پھوڑا ابھی ابتدائی مراحل میں ہو اور اسے خشک کرنا چاہیں تو اونچی طاقت میں دیں

| | کلکیریا سلف | 30 |

| | ہپر سلف | 30 |

| | مرکیورس سال | 30 |

انجکشن کے بعد بننے والا پھوڑا

| | ہپر سلفر | 30 |

| | سلیشیا | 30 |

| | تھوجا | 30 |

مزمن یا پرانا

| | کلکیریا فلور | 30 |

30   مرک سال

30   سلیشیا

ہڈیوں یا جوڑوں کے نزدیک

30   آرم میٹ

30   فاسفورس

30   سلیشیا

پھیپھڑوں کے امراض

استسقا یا پانی پڑ جانا (Pulmonary oedema)

(۲)   ایٹم تارٹ   30   (۱) امونیاکارب   30

آرسینک البم   30   فاسفورس   30

کالی کارب   30   سینگوی نیریا   30

(ٹیوبر کلینم - 200 ہفتہ وار)

(Asthmatic pulmonary eosinophilia)

Eosinophils نامی خلیوں کے پھیپھڑوں میں اجتماع سے سانس کی الرجی، مزمن دمہ جسے عام دواؤں سے افاقہ نہیں ہوتا اور آخر پھیپھڑے کام کرنا چھوڑ دیتے ہیں۔

(۱)   آرسینک البم - 200 ،روزانہ صبح و شام ایک ہفتہ تک دیں،افاقہ نہ ہونے کی صورت میں درج ذیل استعمال کریں۔

(۳) ڈوسرا   30   (۲) آرسینک البم   30

بطور مدد گار دوا   آیوڈم   30

سپونجیا   30

پھوڑا (Lung abscess)

بیلاڈونا   30

ہیپر سلفر 30

سلیشیا 30

پھیپھڑوں کی بیرونی جھلی (Pleura) کی سوزش (Pleurisy)

مرک سال 30

رین بلب 30

سلفر 30

تپ دق کے باعث سوزش (Tuberculous pleurisy)

(۱) برائیونیا 30 (۲) بیسلائنم 200 -

آیوڈم 30 ہفتہ وار

ہیپر سلفر 30

جھلی کی تہیں آپس میں جڑی ہوئی (with adhesions)

ہیپر سلفر 30

رین بلب 30

سلفر 30

ذات الریہ، پھیپھڑوں کا ورم، نمونیا (Pneumonia)

(۱) اپیکاک 30 (۲) فیرم فاس 30

برائیونیا 30 چیلیڈونیم 30

ہوا کی بڑی نالیوں (برانکائی) کی سوزش (Bronchitis)

(حاد) برائیونیا 30 (مزمن) امونیا کارب 30

اپیکاک 30 کاربو ویج 30

ہیپر سلفر 30 سٹینم 30

پھیپھڑوں کی سوجن (Congestion. passive) دوسرے اعضاء

مثلاً دل کے عارضہ کی وجہ سے

(۱) کاربو ویج 30 (۲) لارو سراسس 30

ڈجی ٹیلس 30 آرسینک البم 30

سلفر 30 نیٹرم میور 30

سوجن، اجتماع خون و آب، پھیپھڑوں کے امراض سے

(۱) ایکونائٹ 30 (۲) سٹیکٹم - 30

فیرم فاس 30 بطور مددگار دوا

بیلاڈونا 30

پیاس، شدید، گھونٹ گھونٹ پانی پئے

آرسینک البم 30

ایکونائٹ 30

شدید، مگر زیادہ مقدار میں پانی پئے

برائیونیا 30

سلفر 30

نیٹرم میور 30

شدید پیاس جس کے ہمراہ منہ خشک ہو

آرسینک البم 30

برائیونیا 30

سلفر 30

شدید پیاس لگے اگرچہ منہ تر ہو : مرک سال 30

پیاس کم یا ندارد پلسٹلا 30

30   جیلیسیمیم

30   ایتھوزا

پیپ پڑنا (Suppuration)   دیکھیں پھوڑا

پیٹ کے امراض

اندرونی جھلی باریطون (پیری ٹونیم) کی سوزش (Peritonitis)

(حاد) برائیونیا   30   (مزمن) لائیکوپوڈیم 30

مرک سال   30   مرک کار   30

کوپائیوا   30   سلفر   30

اپھارہ، ہوا سے پھول جانا (Flatulent distention)

چائنا   30

کاربو ویج   30

لائکوپوڈیم   30

بڑھا ہوا، چربی سے، موٹاپے کے باعث

کلکیریا کارب   30

فائٹولاکا   30

فیوکس وی   30

بڑھا ہوا، زچگی کے بعد

(۱) سلفر   30   (۲) سیپیا   30

پوڈوفائلم   30   کالو سنتھ   30

کلکیریا کارب   30

بائیں طرف کے امراض (معدہ، تلی،لبلبہ، بایاں گردہ، آنتیں،مقعدہ،
بایاں خصیۃ الرحم وغیرہ)

لیکیسس   30

پلاڈیم   30

ویلسپا۔ وی   30

دائیں طرف کے امراض (جگر، پتہ،امعائے مستقیم، آنتیں،دایاں
گردہ، دایاں خصیۃ الرحم وغیرہ)

برایونیا   30

آرسینک البم   30

لائیکوپوڈیم   30

پیٹ سخت ہونا

کلکیریا کارب   30

مرک سال   30

برائٹامیور   30

پیٹ میں پانی اکٹھا ہونا   دیکھیں استسقا

درد، قولنج (Colic or spasmodic pain)

کالوسنتھ   30

بیلاڈونا   30

مرک سال   30

قولنج صفراوی (Biliary colic)

نیٹرم سلف   30

نیٹرم فاس   30

میگ فاس   30

رات کے وقت

30 آر سینکم البم

30 نکس وامیکا

30 کالو سنتھ

رات کے وقت ، نفخ کے ساتھ ، قولنج ریحی (Flatulent)

30 میگ فاس

30 کالو سنتھ

30 نکس ماسکاٹا

شام کے وقت

30 پلسٹلا

30 بیلاڈونا

30 آئرس ورس

صبح کے وقت

30 نکس وامیکا

30 ڈائسکوریا

30 ورائٹرم البم

پیٹ کے کیڑے (Worms, intestinal)

ٹینیا ، چپٹے کیڑے ، لمبائی دو میٹر سے زیادہ ، بڑے گوشت (Beaf) کے ذریعے
پھیلتے ہیں (Taenia saginata)

30 فیلکس ماس

30 گرے نیٹم

30 مرک سال

چھونے ، چنونے ، سوتے کیڑے (لمبائی 5 تا 15 ملی میٹر)
(Entrobius vermicularis, threadworms)

30 سائنا

مرک سال	30

سینٹونن	30

کیچوے ، ملہپ ، گول کیڑے (لمبائی 8 تا 12 انچ)
(Ascaris lumbricoides)

سائنا	30

سینٹونن	30

ٹیوکریم	30

پیڑو (Pelvis) کے امراض

بوجھ ، مستقل محسوس ہو

ہیلونیاس	30

سائنا	30

الیڈس فیری نوزا	30

پھوڑا (Pelvic abscess)

ہپر سلفر	30

مرک سال	30

سلیشیا	30

پیری ٹونیم جھلی کی سوزش (Pelvic peritonitis)

(۱) ایپس	30	(۲) مرک سال	30

ہپر سلفر	30	سلیشیا	30

دردیں

میگ فاس	30

سی سی فیوگا	30

سبائنا	30

پیشاب کے امراض

پیشاب، احساس جیسے ابھی کچھ پیشاب مثانہ میں باقی ہے

بربریس ولگیرس	30
ہیپر سلفر	30
کالی بائی	30

پیشاب کا بہاؤ، بے اختیار ہونا (Involuntary)

آرجنٹم نائٹرکیم	30
کاسٹیکم	30
جیلسیمیم	30

رک رک کر ہونا (Intermittent)

کونیم	30
ہیپر سلفر	30
سبال سیرولاٹا	30

سرسراہٹ اور خارش، زور لگانا پڑے

کینتھرس	30
ایکوی زیٹم	30
سٹافی گیریا	30

بے اختیار نکل جانا، رات کے وقت (Nocturnal enuresis)

کاسٹیکم	30
کریازوٹ	30
سلفر	30

بنتے ، کھانستے یا چھینکنے سے نکل جانا (Stress incontinence)

کاسٹیکم	30
سلفر	30
زنکم میٹ	30

پیشاب ، مقدار کم ہو جائے

(۱) بربرس ولگیرس	30	(۲) ایپس	30
چیمافیلا	30	کینتھرس	30
جونی پیرس	30	ہیلی بورس	30

پیشاب بننا بند ہو جائے (Anuria) (گردے فیل ہونے کے باعث) ایسے مریض جنہیں Dialysis یا خون فلٹر کرنے کے عمل سے گزرنا پڑے ۔

(۱) ایپس	30	(۲) لائکوپوڈیم	30
کینتھرس	30	ڈجی ٹیلس	30
کیوپرم آرس	30	سولیڈیگو	30

پیشاب کی بندش ، رک جانا

آپریشن کے بعد

کاسٹیکم	30
ایکونائٹ	30
نکس دامیکا	30

زچگی یا ڈلیوری کے بعد

ہائیو سائمس	30
اوپیم	30
آرنیکا	30

پراسٹیٹ غدود کی سوزش یا بڑھ جانے سے   جمافیلا   30

ڈجی ٹیلس   30

زنکم میٹ   30

سوزش مثانہ کے سبب

ایکونائٹ   30

کیتھرس   30

پلسٹلا   30

فالج مثانہ کے سبب

کاسٹیکم   30

اوپیم   30

پلمبم میٹ   30

پیشاب - بو، تیز، امونیا جیسی (Pungent, ammoniacal)

بوریکس   30

نائٹرک ایسڈ   30

پریرا بریوا   30

تیز، پیشابی بو (Sharp, strong)

نبز ونک ایسڈ   30

چائنا سلف   30

لائیکو پوڈیم   30

ترش یا کھٹی بو (Sour)

گریفائٹس   30

پیٹرولیم   30

30   سولیڈ یگو

پیشاب ۔ تہہ میں بیٹھنے والے ٹھوس اجزا۔اقسام (Sediments -types)

آگزیلیٹ (Oxalates)

30   بربرس ولگیرس

30   کالی سلف

30   نیٹرم فاس

پیپ (Pus, white blood cells)

30   کینتھرس

30   ہپر سلفر

30   مرک کار

ذرے، گردوں کے ٹوٹے ہوئے اجزا (Casts)

30   آرسینک البم

30   کینتھرس

30   پلمبم

لال خلیے، ذرے (Red blood cells, debris)

30   بربرس ولگیرس

30   کینتھرس

30   مرک کار

ذرے، سلیٹی یا سفید (Greyish-white, granular)

30   گریفائٹس

39   بربرس ولگیرس

30   کینتھرس

صفرا کے نمکیات (Bile salts-pigments)

30	چیلیڈونیم
30	چیونتھس
30	نیٹرم سلف

کلورائیڈز، کم مقدار میں (Chlorides diminished)

30	برائٹامیور
30	چیلیڈونیم
30	کوپائیوا

پیشاب سے متعلقہ امراض

درد کے ساتھ آنا (Dysuria)

30	کینتھرس
30	سٹیفی گیریا
30	مرک کار

حمل اور اس کے بعد

30	ایکویزیٹم
30	بربرس ولگیرس

پراسٹیٹ یا رحم کے امراض سے

30	کونیم
30	سٹافی گیریا
30	ہیلونیاس

دھار، کمزور ہو

30	ہیپر سلفر

مرک کار 30

کلیمیٹیس 30

مقدار ، زیادہ مقدار میں آنا

اگنیشیا 30

نیٹرم میور 30

ایکویز ٹیم 30

نیند کے دوران خطا ہو جائے

کالی فاس 30

کاسٹیکم 30

جلسیمیم 30

خواہش ۔ مستقل ہونا

کنیتھرس 30

سبال سیرولاٹا 30

کنیابس سٹائیوا 30

بار بار ہو

چمافیلا 30

نکس وامیکا 30

کاسٹیکم 30

بار بار ، رات کے وقت

کاسٹیکم 30

ایسڈ فاس 30

سلفر 30

ایک دم ہو اور نا قابل برداشت ہو

کینتھرس	30
مرک کار	30
پیٹرو سلینیم	30

پیشاب کرنے سے پہلے تکلیف ہو

کینتھرس	30
بربریس ولگیرس	30
لائیکوپوڈیم	30

پیشاب کرنے کے دوران تکلیف ہو

مرک کار	30
آر جنٹم نائٹ	30
ایکویزیٹم	30

پیشاب کرنے کے بعد تکلیف ہو

کیپسکم	30
کریازوٹ	30
تھوجا	30

پیشاب کرنے کے بعد بھی پیشاب ٹپکتا ہو

شائی گیریا	30
کلیمیٹس	30
سلینیم	30

پیشاب ۔ اقسام

البیومن والا، بول زلالی (Albuminuria)   دیکھیں گردے کے امراض

تیزابی (Acidic)   نمبر ونیک ایسڈ   30

مرک کار   30

سارساپریلا   30

تیل جیسا (Oily)   کروٹن ٹگلییم   30

آیوڈم   30

فاسفورس   30

جلن دار (Burning)   یوریس   30

کینتھرس   30

مرک کار   30

دودھیا، سفید (Milky, white)   ایسڈ فاس   30

سائنا   30

والیولا اوڈوریٹا   30

خون یا ہیموگلوبن والا (Bloody, haemoglobinuria)

بربرس ولگیرس   30

ہامیلیس   30

ملی فولیم   30

سرخ رنگ کا (Reddish)   ایکونائٹ   30

برائیونیا   30

30		کالی بائی

کھاری، الکلائن (Alkaline)

30	کالی ایسیٹک
30	ایسڈ فاس
30	میگ فاس

پیشاب کی نالی (Urethra) کے امراض

بخار (کیتھیٹر یا پیشاب نکالنے کیلئے نالی لگانے سے)

30	چائنا آرس
30	ایکونائٹ
30	جیلسیمیم

تنگ ہونا کسی ایک حصہ کا، اندرونی جھلی سوجنے سے (Stricture)

30	کینتھرس
30	سلفر آیوڈ
30	کلیمیٹس

جلن

30	کینتھرس
30	مرک کار
30	کینابس سٹائیوا

جلن، دو پیشابوں کے درمیانی وقفے میں

30	بربرس ولگیرس
30	کینابس سٹائیوا

جریان خون

شانی گیریا 30

خارش

لائیکوپوڈیم 30

کلکیریا کارب 30

سوزش

پیٹرو سلینم 30

آرجنٹم نائٹ 30

مرک کار 30

کینتھرس 30

کوپائیوا 30

تھوجا 30

تالو (Palate)

السر، زخم، چھلا ہوا، دردناک

آرم ٹریفائلم 30

نائٹرک ایسڈ 30

مرک کار 30

سوزش، سرخی، سوجن

اپیس 30

آرم میٹ 30

مرک کار 30

تباہی کا ڈر ہو، کسی آنیوالی

فاسفورس 30

کالی کارب 30

تپ دق (Tuberculosis)

آر سینک آیوڈیم	30
چائنا	30
اپیکاک	30

تپ دق سے متعلقہ دوسرے امراض

اسہال

آرسینک البم	30
چائنا	30
فاسفورس	30

بخار

بپٹیشیا	30
چائنا آرس	30
فیرم فاس	30

سانس پھولنا، دمکشی (Dyspnoea)

اپیکاک	30
کاربو ویج	30
فاسفورس	30

کھانسی کے ساتھ خون آنا (Haemoptysis)

(۱) ایکالیفا انڈیکا	30	(۲) ہامیلس	30
فیرم فاس	30	اپیکاک	30

لاغری، کمزوری، وزن گھٹنا

آرسینک البم	30

آیوڈم 30

کلکیریا فاس 30

ہاضمے کی خرابیاں

کیوپرم آرس (۱) 30 (۲) ٹیوبر کلینم یا بیسلینم

ہائیڈراسٹس 30 200 ہفتہ وار

نکس وامیکا 30

تردید ۔ ہر بات کی تردید کرے : ہپر سلفر 30

برداشت نہ کرے

سیپیا (۱) 30 (۲) آرم میٹ 30

لائیکوپوڈیم 30

اگنیشیا 30

تشنج (Convulsions, spasm) دیکھیں مرگی

تلی کے امراض (Diseases of spleen)

بڑھ جانا(عظم الطحال)، سوزش کلکیریا آرس 30

سیانوتھس 30

چائنا سلف 30

درد، دکھن

سیانوتھس 30

ڈانسکوریا 30

نیٹرم میور 30

سکڑی ہوئی، سخت   آیوڈم   30

ایگنس کاسٹ   30

فاسفورس   30

تمباکو - تمباکو نوشی کی زبردست خواہش ہو

(۱)   سٹافی گیریا   200   (۲)   ٹیباکم   1000-200

تمباکو نوشی کے برے اثرات اور خواہش کو ختم کرنے کیلئے

نکس وامیکا   30

کیلاڈیم   30

سٹافی گیریا   30

تمباکو چبانے سے تکالیف

آرسینک البم   30

وراٹرم البم   30

اگنیشیا   30

تنہائی - ناقابل برداشت، تکالیف بڑھیں   آرسینک البم   30

لائیکوپوڈیم   30

آر جلٹم نائٹ   30

کسی کی موجودگی میں بہتر محسوس کرے

بسمتھ   30

سٹرامونیم   30

تھکاوٹ – تمام جسم میں تھکاوٹ کا احساس

(۱) ایسڈ فاس   30   (۲) پکرک ایسڈ   30

جیلسیمیم   30

ہر وقت لیٹے رہنا چاہے

الیٹرس فیری نوزا   30

کاسٹیکم   30

سلینیم   30

تھکن، دکھن، تمام جسم میں

(۱) پیٹیشیا   30   (۲) پائروجن   200

رس ٹاکس   30   ہفتہ وار

آرنیکا   30

تھوک بکثرت (Ptyalism)

مرک سال   30

نائٹرک ایسڈ   30

آئرس ورس   30

مسلسل رال بہے : لوبیلیا انفلاٹا   30

تیمارداری – کرنے سے خود بیمار ہو جائے

کاکولس   30

نکس وامیکا   30

کیوپرم میٹ   30

ٹانسلز (ورم لوز تین) (Tonsillitis)

حاد، شدید سوجن، سوزش مع بخار

برائٹا کارب   30

ہپر سلفر 30

مرک کار 30

جاد، پیپ کے ہمراہ، بخار

(۱) برائٹا کارب 30   (۲) ٹیوبر کلینم - 200

مرک سال 30   ہفتہ وار

فائٹولاکا 30

ٹانسلز سے ملحق پھوڑا

(Quinsy, peri-tonsilar abcess)

برائٹا کارب 30

ہپر سلفر 30

مرک سال 30

ٹانگوں کے امراض

بوجھل اور وزنی محسوس ہوں

الیومینا 30

کونیم 30

سلفر 30

ٹھنڈی، سرد

کاربو ویج 30

کلکیریا کارب 30

نیٹرم میور 30

درد، دکھن

برائیونیا 30

جیلسیمیم 30

رس ٹاکس 30

درد ، عرق النساء ، لنگڑی کا درد   دیکھیں شیاٹیکا

سن ہونا ، سوجانا ، اعصاب کی سوزش و کمزوری

کاکولس   30   (۲)   30   (۱) کلکیریا فاس   30

کا سٹیکم   30   سلفر - 200 بطور عمل انگیز

کمزوری ، بیٹھ کر اٹھنا مشکل ہو

فاسفورس   30

کونیم   30

روٹا   30

کڑل ، اینٹھن ، ٹانگوں کے پٹھوں کا اکڑ جانا

کیوپرم آرس یا میٹ   30

لائیکوپوڈیم   30

رس ٹاکس   30

لاغری ، کمزوری ، سوکھ جانا

ابروٹینم   30

کالی آیوڈ   30

لیتھائرس   30

ٹائیفائڈ بخار ، تپ محرقہ ، میعادی بخار (Typhoid fever)

برائیونیا   30   (۲)   30   (۱) بپٹیشیا

جیلسیمیم   30   کاربو ویج   30

رس ٹاکس   30   لائیکوپوڈیم   30

(پائروجن - 200   ہفتہ وار)

ٹائیفائیڈ کے ہمراہ دوسری علامات

اسہال

آر سینک البم	30
کیوپرم میٹ	30
مرک سال	30

جلد کے نیچے خون بہنے سے نیلے ، لال نشان (Ecchymoses)

آرنیکا	30
آر سینکم البم	30
کاربو وج	30

سر درد

(۱) بیلاڈونا	30	(۲) جیلسیمیم	30
برائیونیا	30	نکس وامیکا	30
کافیا کروڈا	30		

سیلان خون، جسم کے کسی بھی حصہ ، خصوصاً آنتوں سے

(۱) پیٹیشیا	30	(۲) ملی فولیم	30
ہامیلیس	30	نائٹرک ایسڈ	30

کھانسی، نمونیا، پھیپھڑوں کی تکالیف

(۱) اینٹم ٹارٹ	30	(۲) سلفر	30
برائیونیا	30	بطور عمل انگیز دوا	
اپیکاک	30		

نکسیر پھوٹنا

ہامیلیس	30

ایپی کاک 30

برائیونیا 30

ہذیان، اول فول بکنا، بخار کی شدت سے (Delirium)

بیلاڈونا 30

ہایوسائمس 30

سٹرامونیم 30

ٹھوکر ۔ چلتے وقت ہر چیز سے ٹھوکر کھائے : اگاریکس 30

ٹیٹنس، کزاز (Tetanus) ۔ بچاؤ اور علاج

(۱) ہائپر یکم 30-200   (۲) سانیکوٹا 30-200

لیڈم 30-200   جیلسیمیم 30-200

نکس وامیکا 30-200   سٹرامونیم 30-200

جبڑے

اوپر والے جبڑے کی ہڈی میں واقع خانے کی اندرونی جھلی کی سوزش و سوجن (Maxillary sinusitis)

ہیپر سلفر 30

کالی آیوڈ 30

فاسفورس 30

تشنج، دانتی پڑنا، جبڑا ٹیٹنس کے باعث سخت ہو جانا (Lockjaw)

(۱) کیوپرم میٹ 30   (۲) سانیکوٹا 30

ہائپر یکم 30   نکس وامیکا 30

سٹرکنین 30

جوڑ، آسانی سے اتر جانا

پٹرولیم	30
رس ٹاکس	30
اگنیشیا	30

درد

ایکونائٹ	30
کاسٹیکم	30
رس ٹاکس	30

سوجن، رسولی

کلکیریا فلور	30
ہیکلا لاوا	30
تھوجا	30

نچلے جبڑے کی ہڈی گل جانا

(۱) فاسفورس	30	(۲) سلیشیا	200
انگجورا	30	ہفتہ وار	
اسمفی سبائنا	30		

جرمن میزلز یا لزیا خسرہ (German measles) دیکھیں خسرہ

جسم، پورے کی علامات

دکھن، پھوڑے کی مانند

پیٹیشیا	30
جیلسیمیم	30
رس ٹاکس	30

جگر کے امراض، امراض کبد (Diseases of liver)

بڑا ہو جانا، عظم الکبد (Hepatomegaly) آرسینک البم 30

چیلیڈونیم 30

چیونتھسس 30

پھوڑا (Liver abscess) بیلاڈونا 30

ہپر سلفر 30

مرکیورس 30

سوزش، ہپاٹائٹس کی تمام اقسام (اے، بی، سی وغیرہ)

برائیونیا 30

چیلیڈونیم 30

سیانوتھس 30

سوجن، دکھن (Swelling, soreness)

جاد (Acute) (۱) ایسکولس 30 (۲) ایلوز 30

ایلوز 30 کولنسونیا 30

بربرس ولگیرس 30 سلفر 30

مزمن (Chronic) چیلیڈونیم 30

کولسٹرینم 30

لائیکوپوڈیم 30

(سلفر - 30 بطور مددگار، عمل انگیز دوا)

سکڑ جانا، صغر الکبد (Atrophy, Cirrhosis) آرسینک آیوڈ 30

چیلیڈونیم 30

فاسفورس 30

سکڑ جانا اور پیٹ میں پانی اکٹھا ہونا (Cirrhosis with ascites)

لائیکوپوڈیم 30

آرسینک البم 30

فاسفورس 30

کینسر

کولیسٹرینم 30

چیلیڈونیم 30

فاسفورس 30

(اس کے علاوہ دیکھیں یرقان)

جلد کے امراض

اکزیما: یہ یونانی زبان کے لفظ (Ekzein) سے بنا ہے جس کے لغوی معنی ہیں "ابل کر باہر نکلنا"۔ اکزیما سے مراد جلد کی ایسی سوزش ہے جس میں پہلے سرخی، جلن اور خارش والے چھوٹے دانے اور بہنے والے چھالے پیدا ہوتے ہیں۔ پھر ان پر کھر نڈ بنتا ہے اور بعد میں چھلکے اترتے ہیں اور جلد کی رنگت سیاہی مائل ہو جاتی ہے۔ یہ بذاتِ خود کوئی مرض نہیں ہے بلکہ کسی اندرونی مرض کا بیرونی اظہار ہے۔ اسلئے ضروری ہے کہ تمام اندرونی و بیرونی اسباب کو مدِ نظر رکھتے ہوئے مناسب بالمثل (Similar) دوا تجویز کی جائے۔

تمام اقسام کیلئے

آرسینک البم 30

لائیکوپوڈیم 30

سلفر 30

اعضائے تناسلی، زنانہ و مردانہ

آر سینک الب 30   (۱)   ایمبرا گریبا 30   (۲)

کروٹن ٹگ 30   کلاڈیم 30

رس ٹاکس 30   سیپیا 30

انگلیوں کی درمیانی جلد یا جوڑوں کی جلد پر

ہیپر سلفر 30   (۱)   گریفائٹس 30   (۲)

سلینیم 30   نیٹرم میور 30

سیپیا 30

انگلیوں کے سروں پر

پیٹرولیم 30

اناکارڈیم 30

تیزابی مواد نکلے، جہاں لگے زخم بن جائیں :   سٹافی سیگریا 30

چہرے پر   کروٹن ٹگ 30

سلفر 30

ونکا مائنر 30

چھلکے دار اور چھوٹی پھنسیوں والا

کلکیریا سلف 30

بووسٹا 30

بربرس ولگیرس 30

حاد، شدید (Acute)

چائنا سلف 30

کروٹن ٹگ 30

رس ٹاکس 30

سارے جسم پر

کروٹن ٹگ 30

رس ٹاکس 30

سر پر

کلکیریا کارب 30

اولینڈر 30

سلینیم 30

کانوں کے پیچھے

گریفائٹس 30

ہپر سلفر 30

سکروفولاریا 30

کمزور افراد، اعصابی و جسمانی کمزوری

اناکارڈ 30

سٹرکنین آرسینک 30

زنک فاس 30

گھٹیاوی (جوڑ پٹھے) درد اور گردے کے مریضوں میں

رس ٹاکس 30

یورک ایسڈ 30

ایلومینا 30

گردے، پیشاب، معدے اور جگر کی تکالیف کے ہمراہ : لائیکوپوڈیم 30

گول دائرے میں، جو بعد میں سیاہ ہوں : بربرس ولگیرس 30

ہاتھوں پر

بربرس ولگیرس 30

ہپر سلفر 30

پکس لیکویڈا 30

ہاتھوں اور ممبرز (Anus) پر : بربرس ولگیرس Q

ایکزیما - اضافہ (Aggravations)

بہار کے موسم میں : نیٹرم سلف 6X

سردی میں اور کمی موسم گرما میں ایلومینا 30

ایلوز 30

(سورائنم - 200 ہفتہ وار)

کپڑے اتارنے سے یا بستر کی گرمی سے ایلومینا 30

آرسینک البم 30

نیٹرم سلف 30

نمک زیادہ کھانے سے یا سمندر کے قریب : نیٹرم میور 30

ایکزیما - افاقہ یا کمی (Ameliorations)

سردی سے یا موسم سرما میں گریفائٹس 30

مزیریم 30

بربرس ولگیرس 30

گرمی سے یا موسم گرما میں آرسینک البم 30

پٹرولیم 30

آتشک سے جلدی تکالیف دیکھیں آتشک

ایکنی دیکھیں ایکنی

الرجی					دیکھیں الرجی

السر					دیکھیں السر

باربر کے استرے سے خارش یا لاگ (Barber's itch)

سلفر					30

تھوجا					30

لائیکوپوڈیم				30

برص، پھلبہری (Leucoderma)			دیکھیں برص

بوائی پھٹنا، پالا مارنا			دیکھیں بوائی پھٹنا

پھنسیاں، پھوڑے (Boils, pustules, abscesses)

کلکیریا سلف				30

بیلاڈونا				30

آرنیکا					30

چنبل (Psoriasis)

(۲) ٹیوبر کلینم یا		30	آرسینک البم (۱)

تھائرائیڈین 200		30	لائیکوپوڈیم

ہفتہ وار			30	سلفر

ہتھیلیوں پر

ہیپر سلفر				30

لائیکوپوڈیم				30

(گریفائٹس 30 بطور عمل مددگار دوا)

ناخنوں پر : سیپیا 30

چھالے، آبلے

شدید کھجلی، تیزابی پانی جہاں بھی لگے مزید آبلے اور خارش ہو
(Impetigo contagiosa)

رس ٹاکس 30

ایٹم ٹارٹ 30

کینتھرس 30

بڑے چھالے، جلن، درد کم مگر کمزوری زیادہ ہو (Pemphigus)

کالی ہائیڈرو آیوڈیکم 30

مرکیورس 30

رس ٹاکس 30

چھائیاں - براؤن یا سیاہ داغ (Frackles, melasma, chloasma)

چہرے پر سیاہ یا براؤن، داغ خصوصاً خواتین میں

(۲) کالی کارب 30 (۱) سی سی فیوگا 30

اا یکو پوڈیم 30 سیپیا 30

سلفر 30 نیٹرم میور 30

(۳) سی سی فیوگا Q-10 قطرے تین بار

چھپاکی، پتی اچھلنا (Urticaria)

اریٹکا یورنز 30

نیٹرم میور 30

سلفر 30

خارش ، سوزش (Pruritis, dermatitis)

تمام اقسام کیلئے مفید

30	آرسینک البم
30	لائیکوپوڈیم
30	سلفر

اضافہ ، کپڑے اتارنے سے ، بستر کی گرمی سے

30	الیومینا
30	آرسینک البم
30	نیٹرم سلف

اضافہ ، شام کے وقت ، مریض کو دیوانہ کر دے : کریازوٹ 30

افاقہ یا کمی ، گرمی سے

| 30 | آرسینک البم |
| 30 | پیٹرولیم |

افاقہ ، سردی سے یا سرد دیوں میں

30	گریفائٹس
30	مزیریم
30	بربرس ولگیرس

انگلیوں کے درمیان یا جوڑوں کی جلد پر

30	ہیپر سلفر
30	سلینیم
30	سیپیا

جنسی اعضاء پر (زنانہ و مردانہ)

| 30 | امبرا گریسیا |

| 30 | کلاڈیم |
| 30 | ہیپیریا |

کھجلائے حتیٰ کہ خون نکل آئے

30	آرسینیم البم
30	مزیریم
30	ایلو مینا

شدید، کھجلائے حتیٰ کہ خون نکلے، مع یرقان و سفید پاخانہ

30	ڈالی کوس
30	چیلیڈ و نیم
30	نیٹرم سلف

کھجلانے سے بڑھ جائے اور جلن میں تبدیل ہو جائے

| 30 | سلفر |
| 30 | سیپیا |

کھجلانے سے خارش زیادہ بڑھے اور جگہ تبدیل کرے

| 30 | مزیریم |
| 30 | سٹافی سیگریا |

خارش، اسکے بیز نامی کیڑے کے سبب (Scabies)

30	سلفر
30	مرک سال
30	ہیپر سلفر

167

خشکی، جلد کی

(۱) آرسینک البم 30		(۲) الیومینا 30	
لائیکوپوڈیم 30		پلمبم 30	
سارساپریلا 30		نکس موسکاٹا 30	

(سورائنم - 200 ہفتہ وار)

خشکی، سر اور بالوں کی   دیکھیں بال

داد، قوبا، دھدری   (Ringworm, trichophytosis)

فنگس یا پھپھوندی کی وجہ سے ہوتا ہے اور چھوت والا یا متعدی مرض ہے۔ عموماً گردن یا پشت کی جلد پر ہوتا ہے۔ گول دائرے کی طرح کے نشانات پیدا ہوتے ہیں جن میں سرخی اور خارش ہوتی ہے۔ ان کے کنارے تھوڑے سے ابھرے ہوتے ہیں۔

(۱) سلفر 30		(۲) آرسینک البم 30	
سیپیا 30		کلکیریا کارب 30	

(بیسلائنم 200 ہفتہ وار)

(۳) کرائی سوفانک ایسڈ کی مرہم ویسلین میں ملا کر رات کو ایک مرتبہ لگائیں۔

داغ، دھبے - جلد پر نیلے یا سرخ دھبے، زیر جلد خون بہنے سے
(Thrombocytopenic purpura)

آرنیکا 30

ہمامیلس 30

سلفیورک ایسڈ 30

جلد کے نیچے خون بہنے کے نشانات (Petechiae)

آرنیکا 30

سلفیورک ایسڈ ‏‎30

فاسفورس ‏‎30

کالے داغ، چوٹ یا اس کے بغیر، آنکھ کے اندر اور ارد گرد

یا جلد میں (Ecchoymoses) آرنیکا ‏‎30

لیڈم ‏‎30

سلفیورک ایسڈ ‏‎30

(بیرونی استعمال کے لئے لیڈم - Q یا کیلنڈولا - Q کی مرہم)

سرخی، چھیلن، کچا ہونا

(Erythema, intertrigo, chaffing)

مرک سال ‏‎30

پٹرولیم ‏‎30

سلفر ‏‎30

سادہ (Erythema simplex)

کینتھرس ‏‎30

مرک سال ‏‎30

رس ٹاکس ‏‎30

ملٹی فارمی (Erythema multiforme)

اینٹی پائرین ‏‎30

بوریک ایسڈ ‏‎30

کوپائیوا ‏‎30

کیل، مہاسے دیکھیں ایکنی

کیلائڈ (Keloid)، نئے مرض کیلئے

گریفائٹس	30
سپائنا	30
سلیشیا	30

پرانے مرض کیلئے

| فلورک ایسڈ | 30 |

(Q - تھوجا بیرونی طور پر لگانے کیلئے)

جل جانا، آگ یا گرم مائع سے، احتراق (Burns & scalds)

کینتھرس	30
کاسٹیکم	30
آرسینک البم	30

اگر زخم مندمل نہ ہوں یا جلنے کے بد اثرات موجود ہوں : کاسٹیکم   200

خارجی علاج

۱۔ صرف جلد سرخ ہو اور آبلے نہ بنے ہوں تو اڑیکا یورنس Q یا ہمامیلس Q پانی میں ملا کر لگائیں اور پٹیاں تر کر کے رکھیں فیرم فاس 3X بھی لگا سکتے ہیں۔

۲۔ آبلے بننے کی صورت میں کینتھرس Q - پانی میں ملا کر لگائیں اور کینتھرس 3X تا 30 کھلائیں۔ کالی میور 6X اندرونی و بیرونی استعمال کریں۔

۳۔ اگر زخم بن جائیں تو ویسلین گاز کی پٹی سے ڈھانپ دیں اور کیلنڈولا اور کینتھرس Q سے تر کریں اس کے ہمراہ کینتھرس 3X تا 30 بھی کھلائیں اور کالی بائی 30 بھی کھلائیں زخم میں پیپ پڑ جائے تو ہپر سلفر اور نیٹرم سلف 6X دیں۔

جلق ، مشت زنی ، استمنا بالید ، خود لذتی کے بد اثرات

مردوں اور عورتوں میں جسمانی و دماغی کمزوری

ایسڈ فاس 30

سٹافی گیریا 30

جیسیمیم 30

جریان و نامردی

(۱) یوو فو 30   (۲) ڈامیانا 30

کونیم 30   لائیکو پوڈیم 30

سٹافی گیریا 30   چائنا 30

سر درد ، ہاضمہ کمزور ، فالج   نکس وامیکا 30

نیٹرم میور 30

جیلسیمیم 30

عادت ترک کرنے کے لئے (مردوں میں) : ٹیٹانیم 30

عادت ترک کرنے کے لئے (عورتوں میں) : اوری گینم 30

جماع ، مباشرت

جماع نہ کر سکے ، نامردی (Impotence)   لائیکو پوڈیم 30

سلینیم 30

کلاڈیم 30

جماع کی کوشش پر ایستادگی (Erection) ختم ہو جائے

30 آرجٹم نائٹ

30 ایگنس کاسٹ

30 کلاڈیم

جماع کی کثرت سے نامردی

30 گریفائٹس

30 سٹافی گیریا

30 چائنا

جماع کی کثرت سے جسمانی کمزوری

30 ایسڈ فاس

30 سٹافی گیریا

30 جیلسیمیم

جماع کے بعد شدید کمزوری

30 سلینیم

30 کونیم

30 کلکیریا کارب

سرعت انزال (Premature ejaculation)

30 ایگنس کاسٹ (۲)   30 نیٹرم میور (۱)

30 چائنا   30 کونیم

30 گریفائٹس   30 سلینیم

جنسی اعضاء   دیکھیں اعضائے تناسل اور نامردی

جنسی خواہش کا غلبہ یا شدت ، جنون شہوت

عورتوں میں (Nymphomania)

30	کینتھرس	(۲)	30	پلاٹینا	(۱)
30	فاسفورس		30	ہایوسائمس
30	اوری گینم		30	میوریکس

مردوں میں (Erethism, satyriasis)

30	کینابس انڈیکا	(۲)	30	کینتھرس	(۱)
30	جنسنگ		30	ایسڈ فاس
30	اوری گینم		30	ہایوسائمس

جوڑوں کے امراض (Diseases of joints)

درد ، وجع المفاصل ۔ نقرس یا گاؤٹ (Arthritis)

30	برائیونیا	(۲)	30	لیڈم	(۱)
30	رس ٹاکس		30	کالکیریم
30	فیرم فاس		30	مرک سال

آوارہ دردیں، جسم کے ایک حصے سے دوسرے جوڑوں ،
پٹھوں میں منتقل ہوں

30	پلسٹلا
30	کالی سلف
30	کالو فائلم

(ٹیوبر کلینم یا ٹیک کین 200 ہفتہ وار)

بڑے جوڑوں کا درد (کندھے، کہنی، کولہے، گھٹنے، ٹخنے وغیرہ)

رس ٹاکس 30

برایونیا 30

مرک سال 30

بائیں بازو کا درد، دل کی تکالیف کے ہمراہ

کالمیا (۱) 30 سلفینم یا (۲)

رس ٹاکس 30 میڈورانیم - 200

فیرم میٹ 30 ہفتہ وار

پاؤں اور ٹخنوں میں درد

لیڈم (۱) 30 برایونیا (۲) 30

سلیشیا 30 رس ٹاکس 30

کالو سنتھ 30 چیلیڈ ونیم 30

ٹانگوں کی تکالیف (دیکھیں ٹانگیں)

جوڑوں کی سختی اور اکڑاہٹ، منہ کھولنا، جوڑ موڑنا یا سیدھا کرنا مشکل ہو، اعضاء کھنچ کر بد شکل ہو گئے ہوں

کالیکم (۱) 30 کالیکم (۲) 30

لیڈم 30 سلفر 30

رس ٹاکس 30 گوائیکم 30

چھوٹے جوڑوں کا درد (کلائی، ہاتھ پاؤں کی انگلیاں، گردن و کمر کے مہرے وغیرہ)

کالو فائلم 30

30	لیڈم
30	سبائنا

کندھے اور بازوؤں میں درد

30	سینگوی نیریا
30	فیرم فاس
30	رس ٹاکس

کلائی اور پاؤں میں گٹھیا کی درد اور سوجن

30	سبائنا
30	کالو فائلم
30	روٹا

گھٹنے کے سامنے واقع تھیلی کی سوزش (Bursitis)

(٢) بنزوئیک ایسڈ 30	(١) رس ٹاکس 30
مرک سال 30	برائیونیا 30
سلیشیا 30	ہپر سلفر 30

گھٹنے درد کریں، اکڑ جائیں

(٢) آرجنٹم میٹ 30	(١) برائیونیا 30
رس ٹاکس 30	مرکیورس 30
کوپائیوا 30	کاسٹیکم 30

گھٹنے، مزمن درد اور سختی و اکڑاہٹ

(٢) بربرس ولگیرس 30	(١) امونیم فاس 30
رس ٹاکس 30	کاسٹیکم 30
فائٹولاکا 30	لیتھیم کارب 30

گھٹنے ، حرکت کرنے پر کڑ کڑ کریں   بنز و تک ایسڈ   30

کا کولس   30

نکس وامیکا   30

گھٹنے ، سوزش و سوجن

(۱) اپیس   30   (۲) رس ٹاکس   30

برائیونیا   30   کینتھرس   30

ہپر سلفر   30   پلسٹلا   30

گھٹنے ، مزمن درد و سوزش

(۱) بنز و تک ایسڈ   30   (۲) بربرس ولگیرس   30

کلکیریا فلور   30   کلکیریا فاس   30

مرک سال   30   فائٹولاکا   30

جوڑوں کی مزمن درد دیں

امونیم فاس   30

کاسٹیکم   30

رس ٹاکس   30

منتقل ہونے والا درد ، اوپر سے نچلے جوڑوں یا دل میں

کالمیا   30

برائیونیا   30

رس ٹاکس   30

نیچے والے اعضاء سے اوپر منتقل ہوں

(۱) لیڈم   30   (۲) کالو فائیلم   30

بربریس ولگیرس   30   رس ٹاکس   30

جوڑوں کی اندرونی لعابی جھلی کی سوزش (Synovitis)

جوڑ کی اندرونی جھلی (Synovial membrane) کی سوزش جس کی وجہ سے جوڑ سوج جاتا ہے اور اس میں درد ہوتا ہے خصوصاً حرکت سے

آرجنٹم میٹ (مرکری مین)	30	رس ٹاکس (حاد)	30
بربرس ولگیرس	30	ہیپر سلفر	30
مرک سال	30	برائیونیا	30

جھٹکے ، پھڑکن (Convulsions, twitchings)

اکیلے پٹھوں کے جھٹکے یا پھڑکنا، خصوصاً آنکھوں کے پپوٹے

اگنیشیا	30
زنکم میٹ	30
کروکس	30

اکیلے پٹھے کی پھڑکنا، خصوصاً نیند میں جھٹکے : زنکم میٹ 30

پنڈلیوں میں، خصوصاً پیٹ میں کیڑوں سے : سائنا 30

کیوپرم میٹ 30

تمام جسم میں جھٹکے ، رعشہ : زنکم میٹ 30

جاگتے میں (چہرہ ، ہاتھ ، بازو ، ٹانگوں کے جھٹکے) نیند میں ندارد

اگاریکس 200

غم یا ڈر کے زیر اثر جھٹکے : اگنیشیا 200

نیند میں جھٹکے : زنکم میٹ 30

جوئیں (Lice, phthriasis)

(۱) نیٹرم میور 30   (۲) سلفر 30

سباڈلا 30   شائنی گیریا 30

لائیکوپوڈیم 30

بیرونی استعمال کے لئے شائنی گیریا Q کے آدھا چمچہ کو ناریل کے تیل میں یا سافٹ یلو پیرافین میں ملا کر روزانہ ایک بار سر پر لگائیں یا سباڈلا Q سر میں لگا کر آدھ گھنٹہ بعد دھولیں۔ سورائنم یا بیسیلائنم 200 ہفتہ وار دیں۔

چاند– نئے چاند میں مرض میں اضافہ مثلاً مرگی کے دورے : سلیشیا 30 زوال کی راتوں میں آیوڈم۔ سی ایم کی ایک خوراک روزانہ تین دن دینا مرض گلہڑ، گھیگا (Goitre) کیلئے از حد مفید ہے۔

چکر آنا، سر چکرانا، گردابی چکر (Vertigo)

سر چکرانے کی دو اقسام ہیں۔ ایک کو ورٹائگو (Vertigo) اور دوسری کو عام سر چکرانا یا بھاری یا ہلکا ہونا (Dizziness) کہتے ہیں۔ ان دونوں میں تمیز کرنا ضروری ہے ورٹائگو میں مریض یہ محسوس کرتا ہے جیسے اسکے ارد گرد کی اشیاء ، اس کے اُرد گھوم رہی ہیں یا اس کا اپنا سر گردش کر رہا ہے یا ایک ہی سمت میں جا رہا ہے۔ مزید برآں اس میں مریض کے جسم کا توازن بگڑ جاتا ہے اور وہ کسی چیز کو تھام کر خود کو گرنے سے بچاتا ہے۔ اگر حملہ ایکدم اور شدید نوعیت کا ہو تو مریض گر بھی سکتا ہے اس کے اسباب میں آٹھویں عصب (Cochlear nerve) کے امراض، اندرونی کان کا مرض (Meniere's disease)، درمیانی کان کا مرض (Otitis media)، دماغ کی شریانوں کا تنگ ہو جانا، آٹھویں عصب کی رسولی، وائرس سے ہونیوالا وبائی مرض (Vestibular neuronitis) اور ازدواج بصری (Diplopia) شامل ہیں۔ مزمن گرہائی چکر (Meniere's disease) میں چکروں کے علاوہ

قوت سماعت کمزور ہونا، کانوں میں شور، متلی، قے اور آنکھوں کے ڈھیلوں کا گھومنا بھی ہمراہ ہوتا ہے۔ اس میں اندرونی کان کا بیچ دار حصہ (Labrynth) متاثر ہوتا ہے۔ یہ حصہ سر پر چوٹ لگنے، کن پیڑوں کے مرض اور مختلف دواؤں مثلاً سٹریپٹومائی سین، کونین اور سیلی سیلیٹ کے زہریلے اثرات سے متاثر ہو جاتا ہے۔

بڑھاپے میں

فاسفورس		30
امبرا گریسیا		30
کونیم		30

بستر یا خود کے گھومنے کا احساس

برائیونیا		30
سائیکلیمین		30
کونیم		30

بصارت کی خرابیوں کے باعث

جیلسیمیم		30
کونیم		30
سائیکلیمین		30

بلڈ پریشر، زیادہ کے باعث

بیلاڈونا		30
گلونائن		30
کاکولس		30

تمباکو نوشی کے باعث

نکس وامیکا		30
نیٹرم میور		30
کونیم		30

چلتے ہوئے

کاسٹیکم 30

جیلسیمیم 30

بیلاڈونا 30

خون کی کمی سے

کلکیریا فاس 30

فیرم فاس 30

نکس وامیکا 30

دماغی محنت و کمزوری عامہ سے

آرجنٹم نائٹ 30

نکس وامیکا 30

نیٹرم میور 30

دماغ میں خون کی گردش کی کمی سے

کونیم 30

کاکولس 30

چائنا 30

دیکھنے پر، اوپر کی طرف

پلسٹلا 30

سلیشیا 30

دیکھنے پر، نیچے کی طرف

(۱) فاسفورس 30   (۲) سلفر 30

کالیا 30   سپائی جیلیا 30

سر پر چوٹ کے باعث

نیٹرم سلف   30

آرنیکا   30

کونیم   30

سر کو گھمانے سے

کالی کارب   30

کونیم   30

کلکیریا کارب   30

سر کو حرکت دینے سے : برائونیا   30

سر کی گدی یا گردن سے چکر شروع ہوں   جیلسیمیم   30

پٹرولیم   30

سلیشیا   30

گردانی چکر، مینئر کا عارضہ (Meniere's disease)

چائنا   30

سیلی سیلک ایسڈ   30

چینوپوڈیم   30

لیٹنے کی حالت میں چکر : کاکولس   30

لیٹ جانا پڑے، بوجہ چکر   کاکولس   30

برائونیا   30

فاسفورس   30

معدہ، آنتوں، ہاضمہ کی خرابیوں کے باعث

(۱) برائیونیا 30 (۲) نکس ومیکا 30

کاکولس 30 پلسٹلا 30

نیند کے بعد لیکیسس 30

نکس ومیکا 30

چکر ، سادہ (ورٹائیگو اور گردانی چکر کے علاوہ)

آنکھیں بند کرنے پر لڑکھڑانا، چل نہ سکے آرنیکا 30

چیلیڈونیم 30

سیپیا 30

اٹھنے پر، نشت، چارپائی یا کرسی سے

برائیونیا 30

کاکولس 30

فاسفورس 30

اندھیرے میں چکر

آرجنٹم نائٹ 30

سٹرامونیم 30

بوڑھوں میں

برائٹا کارب 30

فاسفورس 30

کونیم 30

پڑھنے لکھنے سے : نیٹرم میور 30

جاگنے سے زیادہ یا نیند ضائع ہونے سے نکس ومیکا 30

کاکولس 30

جھکنے پر ، آگے کی طرف

(۱) نکس وامیکا 30 (۲) نیٹرم میور 30

بیلاڈونا 30 سلفر 30

چلنے سے

نیٹرم میور 30

پلسٹلا 30

فاسفورس 30

کھاتے وقت یا کھانے کے بعد

نکس وامیکا 30

پلسٹلا 30

گریٹی اولا 30

گاڑی ، کشتی میں سفر سے

کاکولس 30

ہیپر سلفر 30

پٹرولیم 30

لڑکھڑا جائے بوجہ چکر

(۱) آرجنٹم نائٹ 30 (۲) فاسفورس 30

جیلسیمیم 30 سٹرامونیم 30

نکس وامیکا 30

لیٹنے یا جھکنے سے تکلیف بڑھ جائے : رس ٹاکس 30

برائیونیا 30

چلنا، چال (Walking, gait)

بچہ چلنا دیر سے سیکھے (Delayed walking)   برائٹا کارب 30

کلکیریا فاس 30

نیٹرم میور 30

(اس کے علاوہ دیکھیں پیّوں کے امراض)

پاؤں گھسیٹ کر چلنا   مائگیل 30

نکس وامیکا 30

ٹیبا کم 30

لڑکھڑاتی ہوئی، غیر متوازن چال (Staggering gait)

(۱) برائٹا کارب 30   (۲) اگاریکس ایم 30

کونیم 30   ایسڈ فاس 30

آرجنٹم نائٹ 30   بیلا ڈونا 30

مشکل سے چلنا، ٹانگیں چوڑی کرکے جھٹکوں سے چلنا اور آسانی سے توازن بگڑ جانا (Ataxic gait)

(۱) آرجنٹم نائٹ 30   (۲) سٹرکنین سلف 30

سیکیل کار 30   اٹروپین 30

نکس وامیکا 30   (۳) پہلے پیلیڈینم 200 دیں

ست رفتار (Sluggish, slow)

جیلسیمیم 30

فاسفورس 30

کالی کاربم 30

چوٹیں   دیکھیں زخم

چھاتی سینہ (Diseases of chest)

بوجھ کا احساس

کیلکس ... 30

فاسفورس ... 30

تھامے چھاتی کو ، کھانستے وقت تاکہ درد نہ ہو

رین بلب ... 30

برائیونیا ... 30

نیٹرم سلف ... 30

جلن

کاربو ویج ... 30

سپونجیا ... 30

حرکت کرنے اور سانس لینے سے چھاتی کے درد میں اضافہ

برائیونیا ... 30

رین بلب ... 30

درد، چھبن دار

برائیونیا ... 30

کالی کارب ... 30

مرک وائی ڈس ... 30

درد، دائیں طرف چھاتی کے اوپر والے حصے میں

کلئیریا کارب ... 30

آرسینک الب ... 30

درد، دائیں طرف چھاتی کے درمیانی حصے میں

بیلاڈونا ... 30

کلکیریا فاس 30

سینگوی نیریا 30

درد، دائیں طرف چھاتی کے نچلے حصے میں

چیلیڈ ونیم 30

کالی کارب 30

مرک وائی وس 30

درد، بائیں طرف اوپر والے حصے میں

(۱) تھیریڈین 30 (۲) ٹیوبر کلینم 200

سلفر 30 ہفتہ وار

درد، بائیں طرف نچلے حصے میں

نیٹرم سلف 30

فاسفورس 30

درد بائیں طرف اور بلغم زیادہ مقدار میں خارج ہو

نیٹرم سلف 30

اپیکاک 30

درد میں افاقہ

اٹھ بیٹھنے اور آگے جھکنے سے : کالی کارب 30

درد والی کروٹ پر لیٹنے اور دباؤ سے : برائیونیا 30

درد میں اضافہ، حرکت، سرد مرطوب موسم سے : ڈلکامارا 30

بائیں طرف لیٹنے، معمولی سردی، کھلی ہوا سے : فاسفورس 30

چھالے، چھائیاں، چھپاکی دیکھیں جلد کے امراض

ایکنی، کیل مہاسے   دیکھیں ایکنی

بے رنگ سا چہرہ   نیٹرم میور   30

کلکیریا فاس   30

پھنسیاں
کلکیریا سلف   30
کلکیریا فاس   30
ہیپر سلف   30

جلن، گرمی
آرسینک البم   30
ایپس   30
سلفر   30

چمکتا ہوا، جیسے کہ تیل ملا ہو، چکنا چہرہ   نیٹرم میور   30
تھوجا   30
رس ٹاکس   30

درد، بائیں طرف کا عصابی درد (Neuralgia face. left)

(۱) سپائجیلیا   30   (۲) برائیونیا   30
ایکونائٹ   30   کالو سنتھ   30
میگ فاس   30

دائیں طرف کا عصابی درد
کالمیا   30
رس ٹاکس   30
نیٹرم میور   30

رنگ صاف (گورا) کرنے کیلئے

اگنیشیا   30

آیوڈم   30

سارساپریلا   30

زرد، انیمیا یا خون کی کمی سے

فیرم میٹ   30

چائنا   30

کاربو ویج   30

زرد چہرہ، بھورے داغ خصوصاً گالوں پر، چھائیاں : سیپیا   30

یرقان کے سبب، آنکھیں جلد، ہاتھ، چہرہ، پیشاب سب زرد

چیلیڈونیم   30

چیونن تھس   30

کارڈس ایم   30

نیلا، چہرہ، ہونٹ، زبان، کان و ناخن (Cyanosis)

ڈجی ٹیلس   30

کاربو ویج   30

اینٹم ٹارٹ   30

سرخ، جلتا ہوا، گرم

بیلاڈونا   30

نکس وامیکا   30

ملی لوٹس   30

سیاہی مائل : پیٹیشیا 30

مرجھایا ہوا، جھریوں بھرا، بوڑھوں جیسا (Wrinkled)

سیپیا کار 30

آر جسٹم نائٹ 30

لائیکوپوڈیم 30

چھینکیں (Sneezing)

(۱) آرسینک البم 30   (۲) یوفریزیا 30

اپیکاک 30   جیلسیمیم 30

ایلیم سیپا 30   نکس واميکا 30

نیٹرم میور 30   چھینکیں، ناک منہ سے پانی بہے

سباڈلا 30

چھینکیں، تیز ابی پانی ناک اور ہونٹ کو چھیل دے، حلق میں زکام کا مواد گرنے سے کھانسی ہو : ایلیم سیپا 30

پانی میں ہاتھ ڈالنے سے چھینکیں اور زکام ہو

(۱) فاسفورس 30   (۲) لیک ڈی فلوریٹم 200

کپڑے اتارنے یا ہاتھ ننگے رکھنے سے چھینکیں : ہپر سلفر 30

گرد و غبار سے

برومیم 30

پوتھوس 30

سلیشیا 30

موسم بہار میں یا پھولوں کی خوشبو سے، الرجی

نیٹرم میور 30

ایلیم سیپا 30

کاربو ویج 30

صبح کے وقت چھینکیں : ایلیم سیپا 30

رات کے وقت چھینکیں آرسینک البم 30

(اس کے علاوہ دیکھیں الرجی) آرم ٹریفائلم 30

چیچک (Small-pox, variola)

(١) ہیپر سلفر 30 (٢) تھوجا 30

برائیونیا 30 اینٹم ٹارٹ 30

پپٹیشیا 30

ہائیڈراسٹس Q داغوں پر لگائیں اور پرانے داغوں کو مٹانے کیلئے ویرولینم 1000

حاملہ کے امراض

البیومن یوریا، بول زلالی (Albuminuria) ایپس 30

کیوپرم آرس 30

مرک کار 30

پیشاب باربار آنا (Frequency of urine)

کاسٹیکم 30

بیلاڈونا 30

نکس وامیکا 30

تھوک زیادہ آنا (Excessive salivation)

جبورانڈی 30

مرک سال 30

نیٹرم میور 30

جنسی خواہش بڑھ جانا (Excessive sex desire) : پلاٹینا 30

چھاتیوں، پستانوں میں درد : بیلاڈونا 30

برایؤنیا 30

جنین (Foetus) اپنی سمت بدل لے : پلسٹلا 200

جنین کی حرکت درد ناک ہو : پلسٹلا 30

تھوجا 30

جنین کی حرکات رک جانا : اوپیم 200-30

خارش، شرمگاہ کے اندر اور باہر (Pruritus vulvae)

کلاڈیم 30

سیپیا 30

کولنسونیا 30

چکر آنا، دوران سر : کاکولس 30

نکس وامیکا 30

بیلاڈونا 30

خواہش، مختلف اشیاء کھانے کی : دیکھیں بھوک

دانت کا درد (۱) کلکیریا فلور .... 30 (۲) سٹنائی گیریا 30

کریازوٹ .... 30 مرک سال 30

دل کی دھڑکن، خفقان : کیکٹس 30

بیلاڈونا 30

نکس وامیکا 30

دست، اسہال

پلسٹلا 30 (۱)			فیرم میٹ (۲) 30

ہر چار گھنٹے بعد			سلفر 30

زہر پھیلنا، حمل کے دوران یا پچھلے میں (Eclampsia, toxaemia)

حاملہ کا خون کا دباؤ (بلڈ پریشر) بڑھ جاتا ہے، جسم سوج کر استسقا ہو جاتا ہے، پیشاب میں البیومن خارج ہوتا ہے اور جھٹکے لگتے ہیں۔ مناسب علاج نہ ہونے کی صورت میں بے ہوشی اور موت واقع ہو سکتی ہے۔

بیلاڈونا 30

سائیکوٹا 30

کیوپرم آرس 30

سوجن ٹانگوں یا پورے جسم کی بوجہ استسقا (Oedema)

آرسینک الب 30

فیرم فاس 30

سلفر 30

کمر درد

ایسکولس 30

کالی کارب 30

کرمپ، تشنجی درد خصوصاً ٹانگوں میں (Cramps)

کیوپرم میٹ 30

میگ فاس 30

نکس وامیکا 30

کھانسی

نکس وامیکا   30

برائیونیا   30

کاسٹیکم   30

قبض   (۱) نکس وامیکا   30   (۲) کولنسونیا   30

پلاٹینا   30

سیپیا   30

متلی، الٹی خصوصاً صبح کے وقت (Morning sickness)

اپیکاک   30

سمفوری کارپس   30

آرسینک البم   30

وریدوں کی سوجن، درد، ٹانگوں میں (Varicose veins)

کاربووتج   30

ہامیلس   30

آرنیکا   30

حرام مغز کے امراض (Diseases of spinal cord)

سوزش (Myelitis)

(حاد) آرسینک البم   30   (مزمن) پلمبم میٹ   30

آگزیلک ایسڈ   30   زنک فاس   30

نکس وامیکا   30   سٹرکنین   30

(فاسفورس 30 بطور مدد گار دوا)

چوٹ یا جھٹکے کے اثرات (Injury & Concussion)

آرنیکا	30
ہائپریکم	30
کونیم	30

ریڑھ کی ہڈی پر حِس، چھونے سے درد (Hyper-aesthesia)

چائنا آرس	30
ہیپر سلفر	30
اگنیشیا	30

ریڑھ کی ہڈی میں درد، (بازوؤں کے زیادہ استعمال کرنے سے)

سی سی فیوگا	30
اگاریکس ایم	30
رین بلب	30

ریڑھ کی ہڈی پر حِس، جس کی وجہ سے سیدھا نہ بیٹھ سکے

تھیریڈین	30
چائنا سلف	30
زنک میٹ	30

حرام مغز کی سوزش بوجہ سِل یا آتشک (Tabes dorsalis)

چلنا مشکل، عدم توازن (Locomotor ataxia)

الیومینا	30
کونیم	30
میگ فاس	30

بربرس ولگیرس 30

ایکونیریٹم 30

فیرم فاس 30

حیض، احتباس الطمث، قلت یا دب جانا (Amenorrhoea)

(۱) پلسٹلا 30   (۲) اگنیشیا 30

فیرم فاس 30   ڈلکامارا 30

کالی فاس 30   سنیشیو 30

(ٹیوبر کلینم 1000 ہر دو ہفتے بعد)

قلت یا رکنے کے باعث موٹاپا ہو جائے : پچوٹرین - 200 ہفتہ وار

زیادہ مقدار میں، زیادہ مدت کیلئے ہونا (Menorrhagia)

(۱) سی سی فیوگا 30   (۲) نائٹرک ایسڈ - 200

سبائنا 30   بطور مددگار دوا

اسٹلیگو 30

درد ناک، مقدار میں کم، تنگی حیض، عسر الطمث (Dysmenorrhoea)

پلسٹلا 30

سی سی فیوگا 30

میگ فاس 30

درد کے ساتھ، بے قاعدگی سے

بیلاڈونا 30

پلسٹلا ۳۰

سنیشیو ۳۰

درد کے ساتھ ، وقت سے پہلے ہو   میگ فاس ۳۰

کلکیریا کارب ۳۰

زینتھوزائلم ۳۰

درد ، تشنج ، اینٹھن والے اور رحم میں درد کے ہمراہ

بیلاڈونا ۳۰

سبائنا ۳۰

سی سی فیوگا ۳۰

ماہواری کے علاوہ رحم سے خون کا بہنا ، رسولیوں یا فائبرائڈ کی وجہ سے

(۱) ہمامیلس ۳۰   (۲) فاسفورس ۳۰

اپیکاک ۳۰   تھلاپسی ۳۰

ٹریلیم ۳۰

متوقع عمر سے پہلے شروع ہو جانا   کلکیریا کارب ۳۰
(Early menarche)

سبائنا ۳۰

کاربو ویج ۳۰

پہلی مرتبہ دیر سے شروع ہونا (Delayed menarche)

(۱) گریفائٹس ۳۰   (۲) پلسٹلا ۳۰

کالی کارب ۳۰   سنیشیو ۳۰

زچگی ، ولادت یا اسقاط حمل کے بعد زیادہ ہو :   سی سی فیوگا ۳۰

سبائنا ۳۰

اسٹیلیگو   30

(نائٹرک ایسڈ 200 بطور مددگار دوا)

ملی فولیم   متوقع یا مقررہ تاریخ سے پہلے ہو   30

ٹریلیم   30

تھلاپسی   30

موقوفی حیض، انقطاعِ حیض (Menopause)   دیکھیں ایامِ یاس

حیض سے متعلقہ دوسرے امراض

چائنا :   حیض سے پہلے اور دوران، پیٹ پھولنا اور اپھارہ   30

کریازوٹ   30

نکس وامیکا   30

پستان دکھن، درد، سوجن

کونیم   30

ہیلونیاس   30

فائٹولاکا   30

سر درد

بیلاڈونا   30

جیلسیمیم   30

نیٹرم میور   30

ہسٹیریکل، نفسیاتی علامات

سی سی فیوگا   30

اگنیشیا   30

نیٹرم میور   30

پاگل پن، مانیا (Mania)

سی سی فیوگا ... 30

ڈلکامارا ... 30

سٹرامونیم ... 30

ولادت کی دردوں کی ماند درد یں جو رانوں اور ٹانگوں میں جائیں

کالوفائیلم ... 30

جیلسیمیم ... 30

سیپیا ... 30

خصیۃ الرحم (Ovaries) میں درد یں

ایپس ... 30

سی سی فیوگا ... 30

لیکیس ... 30

خالی پن کا احساس، جسم کے کسی بھی حصے میں

کاکولس ... 30

اگنیشیا ... 30

سلفر ... 30

سر میں

کاکولس ... 30

فیرم میٹ ... 30

چائنا ... 30

معدے میں، جگر کے عوارض کے ہمراہ ... چیلیڈ ونیم ... 30

فاسفورس ... 30

کاکولس ... 30

معدے میں، رحم کے امراض کے ہمراہ، جسے کھانے سے افاقہ ہو

سیپیا 30

میوریکس 30

خاوند سے نفرت ہو جائے

سیپیا 30

گلونائن 30

بیوی سے نفرت ہو جائے، بیگانگی کی روش

آر سینک البم 30

نیٹرم سلف 30

سٹافی گیریا 30

خراٹے، نیند کے دوران

اوپیم 30

نکس ماسکاٹا 30

خسرہ (Measles)، تمام اقسام کیلئے مجرب

برائیونیا 30

بیلاڈونا 30

کیوپرم میٹ 30

آنکھوں کی تکالیف، خارش سرخی، دانے، پانی بہنے کے ہمراہ

بیلاڈونا (1) 30 جیلسیمیم 30 (2)

آر سینک البم 30 یوفریزیا 30

دماغی علامات، تشنج یا جھٹکوں کے ہمراہ

بیلاڈونا 30

کیوپرم میٹ 30

30   زنک میٹ

دانوں کے ہمراہ، جو سستی سے نکلیں یا نکلنے کے بعد دب جائیں

30   برائیونیا

30   کیوپرم میٹ

30   زنکم میٹ

خسرہ، جرمن خسرہ (German measles - Rubella)

یہ ایک متعدی مرض ہے جو ٹوگا وائرس (Toga Virus) کی وجہ سے ہوتا ہے۔ اس میں بڑی عمر کے بچے اور جوان سب افراد مبتلا ہو سکتے ہیں۔ سب میں یہ نقصان دہ نہیں ہے مگر حاملہ خواتین کے لئے پہلے چار ماہ میں یہ انتہائی خطرناک ہے کیونکہ ان میں بچے میں پیدائشی نقص ہو سکتے ہیں۔ مثلاً دل اور دماغ کے پیدائشی نقائص کے علاوہ موتیا اور بہرہ پن بھی ہو سکتا ہے۔ بچوں میں اس کی علامات میں ہلکے گلابی رنگ کے نشانات کانوں کے پیچھے اور ماتھے پر ظاہر ہوتے ہیں اور جلد ہی یہ نشانات دھڑ، بازوؤں اور ٹانگوں پر پھیل جاتے ہیں سر کے پچھلے حصے میں لمفائی غدود سوج جاتے ہیں۔ لڑکوں اور بالغ افراد میں اس کا حملہ یکدم اور شدید ہوتا ہے۔ بخار اور سارے جسم میں دکھن ہوتی ہے۔ دو سے تین دن میں زور ٹوٹ جاتا ہے۔ اس کی عام پیچیدگی تمام جوڑوں میں دردوں کا ہونا ہے۔

(۱) ویکسین خصوصاً 11 سے 13 سال کی بچیوں میں جنہیں پہلے اس مرض کا حملہ نہ ہوا ہو اور ان سے بڑی خواتین میں جن کے خون میں وائرس کے خلاف اینٹی باڈیز موجود نہ ہوں۔

30   آرسینک البم   (۲)

30   مرک کار

30   یو فریزیا

خشکی (Dryness)

چہرے کی جلد

آرسینک البم	30
سلفر	30
مرک کار	30

کانوں کی

(۱) سلفر	30	(۲) گریفائٹس	30
پلسٹلا	30		

منہ کے اندر

(۱) آرسینک البم	30	(۲) برائیونیا	30
مرکیورس	30	لائیکوپوڈیم	30
سلفر	30	سلفر	30

ناک کے اندر

(۱) گریفائٹس	30	(۲) آرسینک البم	30
ٹکس ماسکاٹا	30	سلفر	30

نرخرہ، حلق کے اندر

سپونجیا	30
کاسٹیکم	30
ٹکس ماسکاٹا	30

ہتھیلیوں پر

لائیکوپوڈیم	30
بیلاڈونا	30
بیڈیاگا	30

ہاتھوں پر

سلفر   30

لائیکوپوڈیم   30

اناکارڈیم   30

ہونٹوں پر

سلفر   30

پلسٹلا   30

نکس ماسکاٹا   30

خصیوں کے امراض (Diseases of testes)

پھوڑا، سوزش (Abscess)

ہیپر سلفر   30

مرک سال   30

سکڑ جانا، چھوٹا ہو جانا (Atrophy)

آرجنٹم نائٹ (۱)   30   (۲) آرم میور نیٹرونیٹم 4X

سبال سیر دلاٹا   30   بطور مددگار دوا

آیوڈم   30

سوجن، پھولنا، بڑا ہونا (Hypertrophy)

بربرس ولگیرس (۱)   30   (۲) ہامیلس   30

آیوڈم   30   مرک سال   30

خصیوں سے ملحقہ منی کی نالیوں کی سوزش (Epididymitis)

بیلاڈونا   30

کلیمیٹس   30

مرکیورس   30

خصیوں کی سوزش (Orchitis)

30   مرک سال

30   ہما میلس

30   پلسٹلا

درد

(۲)   30   پلسٹلا   30   (۱) آرجنٹم نائٹ

30   بیلاڈونا   30   کونیم

رسولی (Tumor, sarcocele)

30   کلکیریا کارب

30   رہوڈنڈران

30   سپونجیا

پٹوں کے خصیے پیٹ سے باہر تھیلی میں نہ اترنا

(Undescended testes, Crypt - orchidism) تھائرائیڈنیم :   30

خصیوں کی تھیلی (Scrotum) کا اکزیما   گریفائٹس   30

30   ہپر سلفر

30   رس ٹاکس

خصیوں کی تھیلی کے اندر وریدوں کی سوزش اور پھول جانا یا استسقائے خصیہ، فتق مائی (Varicocele, hydrocele)

30   فیرم فاس

30   ہما میلس

30   پلسٹلا

خصیۃالرحم، بیضہ دانی کے امراض (Diseases of Ovaries)

درد (Ovaralgia) ایپس 30

کالوسنتھ 30

سٹافی گیریا 30

درد، بائیں بیضہ دانی میں

آرجٹم میٹ 30

لیکیسس 30

کالوسنتھ 30

درد، دائیں بیضہ دانی میں

برائیونیا 30

لائیکوپوڈیم 30

پوڈوفائلم 30

خصیۃالرحم کو بذریعہ آپریشن نکال دینے کے بعد برے اثرات

(۱) کالوسنتھ 30   (۲) آرکانئیٹم 30

اوفورائنم 30   سٹافی گیریا 30

مائع بھری رسولی (Ovarian Cyst)

آرم آیوڈ 30

کالوسنتھ 30

لائیکوپوڈیم 30

مائع بھری رسولی مع سوجن و استسقا (Cysts, dropsy)

(۱) ایپس 30   (۲) کالوسنتھ 30

آرم آیوڈ 30   اوفورائنم 30

سوزش، حاد (Acute oophoritis)

(۱) ایپس 30 (۲) مرک کار 30

کالو سنتھ 30 پلسٹلا 30

سوزش، مزمن (Chronic oophoritis)

کونیم 30

آیوڈم 30

تھوجا 30

خصیۃ الرحم کی نالیوں یا نلوں کی سوزش و درد

(Salpingitis, inflammation of fallopian tubes)

کالو سنتھ 30

مرک کار 30

آرسینک البم 30

خناق (Diphtheria)

(۱) آرسینک البم 200 (۲) بیلاڈونا 200

مرک سایانیٹم 200 لیکیس 200

کالی بائی 200 فائٹولاکا 200

خواب ۔ اڑنا، خود کو ہوا میں اڑتا دیکھے

رس گلیبرا 30

شمنا 30

ایپس 30

آگ اور بجلی چمکنے کے

بیلاڈونا 30

یو فریزیا 30

فاسفورس 30

بہت زیادہ، خواب دیکھے   الیومینا   30

کونیم   30

سیپیا   30

بوڑھے، خواب زیادہ دیکھیں

(۱) آر سینک البم   30   (۲) ایکونائٹ   30

پیسی فلورا   30   فاسفورس   30

بیلاڈونا   30

پریشان کن، ڈراؤنے

(۱) آر سینک البم   30   (۲) رس ٹاکس   30

برایونیا   30   سلفر 30 بطور مددگار دوا

جانور، سانپ وغیرہ

آر جینٹم نائٹ   30

اوپیم   30

سیاہ رنگ کے درندے

پلاٹنا   30

مرک سال   30

سانپ: لیک کینائٹم   200

چوروں کے

(۱) نیٹرم میور   30   (۲) سلیشیا   30

بیلاڈونا   30   نیٹرم میور   30

ڈرائٹم البم   30   (سورائنم - 200 ہفتہ وار)

حادثات، بلندی سے گرنے کے خواب   ڈجی ٹیلس   30

بیلاڈونا 30

لائیکوپوڈیم 30

خوش کن : سلفر 30

خون بہنے کے : فاسفورس 30

خوفناک (۱) بیلاڈونا 30 (۲) آرجنٹم نائٹ 30

آرم میٹ 30 رس ٹاکس 30

مرک کار 30 سلفر 30

دن بھر کے کام کاج، کاروبار کے بارے میں سلینیم 30

برائیونیا 30

رونے کے گلونائن 30

میگ میور 30

غیر واضح

گلونائن 30

چائنا 30

ایلومینا 30

فوت شدہ افراد کے

آرسینیکم البم 30

کلکیریا کارب 30

لیکیس 30

محنت و مشقت سے بھر پور

برائیونیا 30

ریس ٹاکس 30

نکس وامیکا 30

مزے مزے کے خواب : او پیم 30

خود اعتمادی کی کمی : اناکارڈیم 30

خود ستائی کرے ، اپنے منہ آپ میاں مٹھو ہو : پلاٹینا 30

خود کشی کی خواہش ہو

(۱) آرم میٹ 30 (۲) نیٹرم سلف 30

اگنیشیا 30 آرسینک البم 30

خوراک - جن کے کھانے سے تکلیف ہو دیکھیں بھوک

خوشامد ، سننا پسند کرے : پلاڈیم 30

خوف ، ڈر کی وجہ سے پیدا ہونے والی تکالیف

ایکو نائٹ 30

اگنیشیا 30

امتحان کا خوف : اناکارڈیم 30

بچہ اونچا اٹھائے جانے یا ادھر سے ادھر لیجانے سے خوفزدہ

بوریکس 30

سینی کیو لا 30

برائیونیا 30

پپچوں کا رات کو ڈر جانا : کالی فاس   30

انسانوں سے خوف ، مردم بیزار   (Anthropophobia)

آرم میٹ   30

برائٹا کارب   30

سیپیا   30

پانی سے خوف ، ہائیڈروفوبیا ، کتے کے کاٹنے سے یا اس کے بغیر ہی

بیلاڈونا   200-30

ہایوسائمس   200-30

سٹرامونیم   200-30

سڑک عبور کرنے یا ہجوم سے خوف

ایکونائٹ   30

ہائیڈروسیانک ایسڈ   30

پلاٹینا   30

موت ، کسی مہلک مرض یا کسی آنیوالے حادثے کا خوف

ایکونائٹ   30

آرم میٹ   30

پلاٹینا   30

تنہائی سے   (Solitude)

جیلسیمیم   30

لائیکوپوڈیم   30

پلسٹلا   30

209

سٹیج پر آنے کا خوف (Stage-fright)

جلسیمیم 30

اناکارڈیم 30

آرجنٹم نائٹ 30

نیند سے چیخ مار کر اٹھنا، خصوصاً بچوں میں (Night-terrors)

(۱) کیمو ملا 30   (۲) سائنا 30

بیلاڈونا 30   کلکیریا کارب 30

روشنی سے خوف

بیلاڈونا 30

یوفریزیا 30

مرک سال 30

خوراک کی نالی (Oesophagus)

جلن، تیزابیت

آئرس ورس 30

کنیتھرس 30

مرک کار 30

رکاوٹ، نگلنے میں دشواری (Contraction, dysphagia)

بیلاڈونا 30

ایسافوٹیڈا 30

جیلسیمیم 30

خون کے امراض

جریان خون، خون بہنا (نزف الدم) جسم کے سوراخون سے آدھا پتلا، آدھا جما

30   سبائنا

30   اسٹلیگو

30   پلسٹلا

دل کی کواڑیوں (Valves) کے مرض سے پھیپھڑوں سے جریان خون

(۱) کیکٹس 30   (۲) ہمامیلس 200

لائیکوپرسیکم 30

جریان خون تپ دق کے مریضوں میں

ایکالفا انڈیکا 30

ملی فولیم 30

ٹریلیم 30

الٹی میں خون آنا (Haemetemesis)

ہمامیلس 200

نائٹرک ایسڈ 200

چوٹ، زخم سے خون بہنا

آرنیکا 30

ملی فولیم 30

ہمامیلس 30

سیاہ رنگ کا جما ہوا خون بہنا

(۱) کروٹیلس ایچ 30   (۲) انتھراس 200

لیکیسس 30   ہفتہ وار

ٹیربنتھینا 30

شوخ، سرخ رنگ کا خون بہنا

اپیکاک 30

ملی فولیم 30

ٹریلیم 30

کھانسی میں سرخ رنگ کا خون تھوکنا، نفث الدم (Haemoptysis)

30	کیکٹس	(۲)	30	ایکونائٹ	(۱)

(۱) ایکونائٹ 30   (۲) کیکٹس 30

فیرم فاس 30   جیرانیم 30

ملی فولیم 30   ٹریلیم 30

ہیموفیلیا (ورثے میں ملنے والے مرض کے باعث جریان خون کا عارضہ)

خون کو جمانے والے فیکٹر نمبر 8 کی جسم میں کمی کی وجہ سے لاحق ہونے والا موروثی مرض جس میں سارے جسم مثلاً جلد کے نیچے، عضلات کے اندر، منہ، مسوڑھے، ہونٹ، زبان، پیشاب میں اور جوڑوں کے اندر جریان خون ہوتا ہے۔ معمولی زخموں سے بھی شدید جریان خون ہوتا ہے۔ یہ مرض عورتوں کے ذریعے نسل در نسل منتقل ہوتا ہے لیکن اس سے متاثر صرف مرد ہوتے ہیں اور جریان خون کا مرض بھی انہی کو لاحق ہوتا ہے۔

(۱) ہمامیلس 30   (۲) کروٹیلس ایچ 30

فاسفورس 30   لیکیس 30

یکیل کار 30   فاسفورس 30

خون کی کمی، فقرالدم، قلت خون (Anaemia)

تمام اقسام (۱) کاربو ویج 30   (۲) نیٹرم میور 30

چائنا 30   کلکیریا فاس 30

فیرم میٹ 30   فیرم فاس 30

پرانے امراض کے سبب

(۱) چائنا 30   (۲) کلکیریا فاس 30

فیرم میٹ 30   چائنا سلف 30

نیٹرم میور 30   کالی کارب 30

حیض کی کثرت سے   کلکیریا کارب   30

فیرم میٹ   30

نیٹرم میور   30

خوراک کی کمی یا ہضم و جذب نہ ہونے سے

کلکیریا   30

فیرم میٹ   30

نکس وامیکا   30

خون کے امراض، زہر یا تعفن پھیلنا، عفونت خون (Septicaemia)

آرسینک البم   30

پیٹیشیا   30

رس ٹاکس   30

خون کے سفید ذرات کی تعداد میں اضافہ ہونا (Leucocytosis)

(۱) سکروفیلیریا   30   (۲) آرسینک البم   30

کونیم   30   نیٹرم فاس   30

گیلیئم آپ   30   ہیپر سلفر   30

خون صافی (Blood purifier)

ایکینیشیا   30

گن پاوڈر   30

سلفر   30

خون اور لمفائی نظام کے امراض (Blood and lymphatic system)

(۱) کالی میور   30   (۲) کلکیریا سلف   30

کالی سلف   30   نیٹرم میور   30

خون کا کینسر ، لیو کیمیا (Leukemia)

نوٹ : سب سے پہلے بیسلائنم - 200 کی ایک خوراک دیں پھر بقیہ علاج کریں۔

(۱) نیٹرم فاس	30	(۲) آرسینک البم	30
کلکیریا فاس	30	پکرک ایسڈ	30
کالی فاس	30	(۳) تھوجا	30
نیٹرم سلف	30	آرس آیوڈ	30

خیالات - میں گم رہے

سلفر	30
نکس ماسکاٹا	30

بکثرت ، بہت تیز رفتار ذہن میں آئیں

کافیا کروڈا	30
چائنا	30

جنسی و شہوانی خیالات کی کثرت

بیلاڈونا	30
سٹافی گیریا	30

خیالات پریشان کن ، ذہن پر مسلط ہوں اور ذہن سے نہ نکلیں

نیٹرم میور	30
کینا س انڈریکا	30
آرسینک البم	30

داغ ، پھوڑوں ، پھنسیوں کے پرانے داغ : گریفائٹس 200-30

زخم یا چوٹ کے پرانے داغ : لیڈم پال   200-30

دانت ۔ مسوڑھے

بچوں میں دانت نکلتے بوسیدہ ہوں، مسوڑھے دردناک اور خون ہے

کریازوٹ   30

سٹافی سیگریا   30

بوسیدہ ہونا یا گل جانا

(۱) تھوجا   30   (۲) سفلینم   200

مزیریم   30   ہفتہ وار

بوسیدہ ہونا، کیڑا لگنا، گل جانا، بڑھاپے سے پہلے (Caries)

کلکیریا فاس   30

کریا رٹ   30

سٹافی سیگریا   30

دانت کے اوپر کے حصے میں کیڑا لگنا (Caries at crown)

مرکیورس   30

سٹافی سیگریا   30

دانت کی جڑ میں کیڑا لگنا (Caries at root)

(۱) مرک سال   30   (۲) سفلینم   200

تھوجا   30   ہفتہ وار

سلیشیا   30

پھوڑا، دانت کی جڑ میں (Alveolar abscess)

ہپر سلفر   30

30   مرک سال

30   کاربو ویج

دانت پر حس، چبانے، چھونے اور ٹھنڈی اشیاء سے

30   کافیا کروڈا

30   ٹافی گیریا

30   مرکیورس

دانتوں کا رنگ پیلا ہو جائے : مرک 30

دانتوں کا رنگ سیاہ ہو جائے

(۱) ٹافی گیریا 30   (۲) فلورک ایسڈ 30

مرک سال 30

دانتوں پر کمیڑا جم جائے : ہایو سانس 30

دانتوں پر میل کی تہہ جم جائے (Sordes & deposits)

(۱) ایلنتھس 30   (۲) ٹیوبر کلینم 200

میوریٹک ایسڈ 30   ہفتہ دار

رس ٹاکس 30

دانت دیرے سے نکلنا، بچوں میں، اسہال کے ہمراہ

کلکیریا فاس 30

کیمو ملا 30

پوڈوفائلم 30

دانت ڈھیلے محسوس ہونا

مرک کار 30

30 نائٹرک ایسڈ

30 کاربو ویج

دانت کچلچانا، رگڑنا، نیند کے دوران

(۱) سائنا 30 (۲) سائیکوٹا 30

سنیٹوئن 30 پوڈوفائلم 30

دانت درد، خصوصی مرکب

(۱) پلانٹیگو 30 (۲) کافیا کروڈا 30

مرک سال 30 سٹافی گیریا 30

(۳) پلانٹیگو Q دانت میں لگائیں

دانت درد، ٹپکن یا پھڑکن والا درد (Throbbing)

(۱) مرک سال 30 (۲) سلیشیا 200

بیلاڈونا 30 ہفتہ وار

گلونائن 30

تمباکو نوشی کے باعث

سلینیم 30

سپائی جیلیا 30

اگنیشیا 30

چھونے سے، خوراک سے، گرم سرد اشیاء سے

کالی کارب 30

میگ میور 30

کافیا کروڈا 30

درد، جبڑے یاگال کی سوجن کے ساتھ (Gumboil)

ہیکلا لاوا 30

مرکیورس 30

سلیشیا 30

دانت نکلوانے کے بعد (After tooth extraction)

آرنیکا 30

سٹافی گیریا 30

ہائپرکیم 30

دانت نکلوانے کے بعد خون جاری رہے

ٹریلیم 30

ہمامیلس 30

فاسفورس 30

بچوں میں دانت نکلنے کے دوران تکالیف، دیر یا مشکل سے،

درد بے چینی واسہال کے ہمراہ   کلکیریا فاس 30

کیموملا 30

کریازوٹ 30

داڑھ یا عقل داڑھ نکلتے وقت کی تکالیف (Wisdom tooth)

(۱) سلیشیا 30   (۲) آرم میٹ 200

ہائیڈراسٹس 30   ہفتہ وار

سمفائٹم 30

218

دباؤ۔ سے تکلیف ہو

لائیکوپوڈیم	30

مرک کار	30

نکس وامیکا	30

سے تکلیف کم ہو جائے

برائیونیا	30

کالو سنتھ	30

پلسٹلا	30

سر کی چوٹی پر دباؤ یا وزن، بوجھ کا احساس

(۱) سیپیا	30	(۲) لیکیسس	200

کیکٹس	30

گلونائن	30

بطور مددگار دوا

پیڑوں کا دباؤ تکلیف دہ ہو

لیکیسس	30

لائیکوپوڈیم	30

نکس وامیکا	30

درد قولنج یا کالک (Colic)

پیٹ کے اندرونی اعضاء معدہ، آنتوں، پتہ، گردے، رحم وغیرہ کے غیر اختیاری عضلات (Involuntary muscles) کے تشنج اور سکڑنے سے انتہائی شدید درد

(۱) پلسٹلا	30	(۲) کینتھرس	30

آرسینک البم	30	مرک سال	30

برائیونیا	30	چائنا	30

کارب و بچ 30   کالو سنتھ 30

(۳) لائیکوپوڈیم 30

بیلاڈونا 30

رس ٹاکس 30

بچوں کا قولنج یا پیٹ درد :

کیمو ملا 30

ایتھوزا 30

میگ فاس 30

پتے کی سوزش یا پتھریوں سے درد

(۱) بربرس ولگیرس 30   (۲) بیلاڈونا 30

کلکیریا کارب 30   چیونتھس 30

کارڈ میریانس 30   کالو سنتھ 30

ہائیڈراسٹس 30

قولنج کا مزمن عارضہ

لائیکوپوڈیم 30

شائی گیریا 30

بیلاڈونا 30

حیض کی وجہ سے

کاکولس 30

پلسٹلا 30

کوپائیوا 30

زہریلے مادوں مثلاً سیسہ ، تانبا وغیرہ سے

الیومینا 30

ادیم 30

220

نکس وامیکا 30

گردے کا درد (Renal colic)

کلکیریا کارب 30 (۲) بربرس ولگیرس 30 (۱)

ڈائسکوریا 30 لائیکوپوڈیم 30

سارساپریلا 30 ٹیربنتھینا 30

نفخ شکم، ریح یا گیس کی وجہ سے (Flatulent colic)

ایلوز 30

شائنی گیریا 30

بیلاڈونا 30

ناف سے نچلے حصے میں ایلوز 30

ڈائسکوریا 30

لائیکوپوڈیم 30

ناف سے نیچے مگر پیٹ کے دائیں حصے میں (Ileo-cecal)

مرک کار 30

گمبوجیا 30

برائیونیا 30

قولنج، اضافہ، آگے جھکنے سے، دہرا ہونے سے

برائیونیا 30 (۲) ڈائسکوریا 30 (۱)

آرسینک البم 30 بیلاڈونا 30

اضافہ، فاقے سے، خالی پیٹ

کلکیریا فاس 30

30   کالو سنتھ

30   نکس وامیکا

کمی، دہرا ہونے سے

30   کالو سنتھ

30   میگ فاس

30   سٹینم

کمی، ریح کے اخراج سے   کاربو ویج   30

30   چائنا

30   کالو سنتھ

درد کیلئے درجہ اول ادویہ : ایکونائٹ، میگ فاس، کیمومِلا، بیلاڈونا، کافیا، ہپر سلفر

درد ایک دم شروع ہوں، ایک دم ختم ہو جائیں : بیلاڈونا 30

درد جگہ میں تبدیل کریں : پلسٹلا 30 ، لیک کین 200

درد گھٹن کے احساس کے ساتھ   کیکٹس   30

30   آیوڈم

30   سلفر

اینٹھن والے، تشنج والے : میگ فاس 30

کیوپرم میٹ 30

30   اگنیشیا

بجلی کی مانند، جسم کے بائیں حصے خصوصاً پہلو، ران اور گھٹنے میں

30   کالو سنتھ

میگ کارب 30

درد کی شدت مریض کو دوہرا کردے

کالو سنتھ 30

میگ فاس 30

درد کی شدت سے کبھی بیٹھے، کبھی چلے اور کبھی لیٹے لیکن کسی حالت میں چین نہ ملے

بسمتھ 30

کیمو ملا 30

آرسینک البم 30

درد جس کے ساتھ ہذیانی کیفیت ہو جائے

وراٹرم البم 30

اگنیشیا 30

کیمو ملا 30

درد جس کے ساتھ بار بار پیشاب آئے : تھوجا 30

نمونیہ کے باعث سینے کے درد کی خصوصی ادویہ

برائیونیا 30

فاسفورس 30

سلفر 30

درد، اکڑاؤ والے، تشنجی

میگ فاس 30

کالو سنتھ 30

کیوپرم میٹ 30

ہلکا چھونے سے اضافہ لیکن سخت دباؤ سے افاقہ : چائنا   30

سردی اور نہانے سے اضافہ : میگ فاس   30

ہوا کے ہلکے جھونکے سے بھی اضافہ   چائنا   30

پلمبم   30

کیپسیکم   30

گرمی سے درد میں اضافہ اور سردی سے کمی : پلسٹلا   30

گرمی سے اضافہ لیکن سردی سے کمی نہ ہو : کیمولا   30

حرکت سے اضافہ ، آرام سے سکون ہو : برائیونیا   30

پہلی حرکت سے درد بڑھ جائیں   پلسٹلا   30

رس ٹاکس   30

درد میں افاقہ   دباؤ سے آرام

برائیونیا   30

کالوسنتھ   30

سٹینم   30

سخت دباؤ سے آرام

چائنا   30

کیپسیکم   30

پلمبم   30

گرم چیزوں سے آرام : آرسینک البم   30

درد والی جانب لیٹنے سے افاقہ ہو   برائیونیا   30

پلسٹلا 30

اگنیشیا 30

حرکت سے متاثرہ عضو کے درد کو آرام ہو : چائنا 30

درد کا آغاز و اختتام

یک دم شروع ہو غیر معینہ مدت تک جاری رہے اور یکدم ختم

بیلاڈونا 30

میگ فاس 30

یوپاٹوریم پرپ 30

یکدم پیدا ہوں اور یکدم ختم ہوں بیلاڈونا 30

اگنیشیا 30

کالی بائی 30

آہستہ آہستہ بڑھیں اور آہستہ آہستہ ختم ہوں

پلاٹینا 30

سٹینم 30

درد آہستہ آہستہ بڑھیں اور یکدم ختم ہوں : سلفیورک ایسڈ 30

درد جو چہرے اور آنکھوں میں سرخی پیدا کر دے : بیلاڈونا 30

درد، دکھن کا احساس تمام جسم میں

(۱) آرنیکا 30 (۲) پائروجن 200

پیٹیشیا 30 ہفتہ وار

روٹا 30

درد شقیقہ ، آدھے سر کا درد (Migraine, hemicrania)

(۱) بیلاڈونا	30	(۲) آئرس وی	30
کافیا کروڈا	30	سینگوی نیریا	30

سر کے بائیں حصے میں

اونا سموڈیم	30
سپائی جیلیا	30
نیٹرم میور	30

سر کے دائیں حصے میں

سینگوی نیریا	30
چیلیڈونیم	30
کالی بائی	30

دعا ، مانگے لگا تار

اناکارڈیم	30
وراٹرم البم	30
سٹرامونیم	30

دل کے امراض

دل تیز چلے ، سینہ میں بے چینی و تکلیف ، درد سینے سے بائیں کندھے ، بازو ، ہاتھوں تک جائے

بیلاڈونا	30
کیکٹس	30
گلونائن	30

استسقا (سوجن) ٹانگوں یا پاؤں کے ہمراہ

| (۱) آرسینک البم | 30 | (۲) کافیا کروڈا | 30 |

دل کی چربیلی شکست و ریخت (Fatty degeneration)

آرسینک البم 30

برائٹاکارب 30

فائٹولاکا 30

ذرا سی پریشانی کی وجہ سے دل دھڑکنے لگے

آبرس 30

ناجا 30

سپائجیلیا 30

رہیومیٹک امراض قلب (Rheumatie heart disease)

رس ٹاکس 30

برائیونیا 30

سپائی جیلیا 30

سوزش، قلب کے عضلات کی (Endocarditis)

ایکونائٹ 30

کیکٹس 30

سپائی جیلیا 30

دل کا فعل آہستہ یا ایکدم معطل ہو (Heart failure)

(۱) ڈی جی ٹیلس 30   (۲) کاربو ویج 30

کافیا کروڈا 30   ورازم البم 30

کیوپرم میٹ 30   کیکٹس 30

228

دل کا درد ، وجع القلب (Angina pectoris)

سینے میں درد جس کے ہمراہ دم گھٹنا یا سینے پر بوجھ ہو۔ یہ کیفیت دل کے عضلات کو دوران خون کی کمی سے پیدا ہوتی ہے۔ دل کی شریانوں کا تنگ ہونا اس کا سب سے بڑا سبب ہے اور یہ درد محنت و مشقت کرنے سے ہوتا ہے۔

(۱) لیٹروڈکٹس 30 (۲) کیکٹس 30

گلونائن 30

(۳) بیلاڈونا 30 (۴) کیکٹس Q یا 1X

کافیا کروڈا 30 گلونائن Q یا 1X

پیسی فلورا 30 پیسی فلورا Q یا 1X

تمباکو کی وجہ سے (کھانے اور پیا جانے والا دونوں اقسام)

نکس وامیکا 30

سپائی جیلیا 30

سٹافی گیریا 30

سینے میں درد بائیں کندھے ، بازو اور انگلیوں میں جائے

کیکٹس 30

کالمیا 30

رس ٹاکس 30

دل میں عضوی خرابی (Organic disease) کی وجہ سے درد

کیکٹس 30

کریٹے گس 30

آر سینک البم 30

دل کے اوپر سینے میں بوجھ ، دباؤ ، وزن ، گھٹن ، بے چینی

30 کرئیٹے گس (۲)	30 کیکٹس (۱)
30 گلونائن	30 آرسینک البم
30 پیسی فلورا	30 پیسی فلورا

دل کے غلاف (Pericardium) کی سوزش (Pericarditis)

30 آرم آیوڈ (مزمن)	30 آرسینک البم (حاد)
30 کلکیریا فلور	30 برائیونیا
30 کالی کارب	30 سپائی جیلیا

رہومیٹک امراض کی وجہ سے درد

کالی کیم	30
سپائی جیلیا	30
رس ٹاکس	30

دل کی کواڑیوں (Valves) کا عارضہ

| 30 ڈجی ٹیلس (۲) | 30 کیکٹس (۱) |
| 30 گلونائن | 30 کرئیٹے گس |

دل کی دھڑکن ، پھڑکن یا اختلاج قلب (Palpitations)

کیکٹس	30
گلونائن	30
پیسی فلورا	30

بد ہضمی کی وجہ سے

(۱) کاربو ویج 30   (۲) نکس وامیکا 30

پلسٹلا 30   لائیکوپوڈیم 30

تمباکو نوشی یا تمباکو خوری سے

(۱) آرسینک البم 30   (۲) نکس وامیکا 30

جیلسیمیم 30   سٹروفنتھس 30

خون کی کمی (Anemia) یا قیمتی رطوبات کے ضائع ہونے سے

چائنا 30

نیٹرم میور 30

ایسڈ فاس 30

دل کی دھڑکن کے ہمراہ دوسرے امراض

بے خوابی   کوکا 30

اگنیشیا 30

سپائی جیلیا 30

سینے میں درد

کیکٹس 30

کافیا کروڈا 30

سپائی جیلیا 30

معدہ کی تکالیف، پیٹ میں ریاح (گیس) کا اجتماع

(۱) آرجنٹم نائٹ 30   (۲) نکس وامیکا 30

کاربو ویج 30   کیکٹس 30

سانس پھولنا

کیکٹس 30

گلو نائن 30

سپونجیا 30

دل کی دھڑکن - اضافہ

کھانے کے بعد

(۱) کلکئیریا کارب 30   (۲) نکس وامیکا 30

لائیکو پوڈیم 30   پلسٹلا 30

لیٹنے سے، بائیں کروٹ پر

(۱) کیکٹس 30   (۲) لیکیسس 200

فاسفورس 30   ہفتہ وار

لیٹنے سے، دائیں کروٹ پر

الیومن 30

آرجنٹم نائٹ 30

دماغ کے امراض

انحطاط و کمزور یادداشت (Alzheimer's disease, Dementia)

اناکارڈیم 30

ایسڈ فاس 30

کینابس انڈیکا 30

انحطاط، دماغ کی کمزوری، دھندلاپن (Brain - fag)

آرجنٹم نائٹریکم 30

ایسڈ فاس 30

اناکارڈیم 30

پھوڑا (Brain abscess)

آرنیکا 30

آیوڈم 30

کروٹیلس ایچ 30

جھٹکا یا چوٹ لگنا اور بد اثرات (Injury or Concussion)

آرنیکا 30

ہائپریکم 30

نیٹرم سلف 30

دوران خون کی کمی سے چکر، سر میں آوازیں، حافظہ کمزور (Ischaemia)

آرسینک البم 30

چائنا 30

نکس وامیکا 30

رسولیاں (Brain tumors)

(۱) برائٹا کارب 30 (۲) کالی آیوڈ 30

کونیم 30 ہائیڈراسٹس 30

پلمبم 30 سیپیا 30

سوزش

آرسینک البم 30

اے ٹو کسل 30

سوزش، حاد یا مزمن (Meningitis)

(۲) بیلاڈونا 30   (۱) ایپس 30

سائیکوٹا 30   سائیکوٹا 30

جیلسیمیم 30   ہیلی بورس 30

(ٹیوبر کلینیم 200 ہفتہ وار)   (۳) اگاریکس ایم 30

زنک سایانیٹم 30

ہیلی بورس 30

سکڑ جانا (سوچنے سمجھنے میں مشکل، ارتکاز توجہ نہ کر سکنا یاداشت کمزور)

برائٹا کارب 30

فاسفورس 30

آیوڈم 30

شکست ورینخت   آرم میٹ 30

(Sclerosis & degeneration)   پلمبیم 30

زنک میٹ 30

دماغ کی بیرونی جھلیوں کی سوزش، سرسام، ورم اغشیۃ الدماغ (Meningitis)

(۲) کیوپرم میٹ 30   (۱) ایپس 30

بیلاڈونا 30   برائیونیا 30

جیلسیمیم 30   سائیکوٹا 30

(۳) کیوپرم آرس 30

ہیلی بورس 30

زنک میٹ 30

تپ دق کی وجہ سے   کلکیریا فاس   30

ہیلی بورس   30

آیوڈوفارم   30

دوسری اہم ادویہ: اوپیم، سلیشیا، سلفر

دمچی کی ہڈی (Coccyx)، السر، زخم، جلد پر

پی اونیا   30

ہائپریکم   30

چوٹ، درد

آرنیکا   30

ہائپریکم   30

خارش، اکزیما

یدوسٹا   30

گریفائٹس   30

سلفر   30

دمہ، ضیق النفس، سانس پھولنا (Asthma, dyspnoea)

سانس پھولنے کی علامت دل کے امراض، پھیپھڑوں کے امراض، خون کی کمی اور نفسیاتی دباؤ کی وجہ سے پیدا ہو سکتی ہے۔ اگر سانس محنت مشقت سے پھولے تو یہ ہلکے مرض کی علامت ہے لیکن اگر سانس آرام کے دوران بھی پھولے تو یہ شدید بیماری کی نشان دہی کرتا ہے۔ سبب ڈھونڈ کر اس کے مطابق علاج کریں۔ دمہ میں سانس کی گھٹن کے ساتھ سینے سے سیٹیوں کی آواز بھی سنائی دیتی ہے۔

سانس کی گھٹن یا دم گھٹنا

اینٹم ٹارٹ   30

گرائنڈیلیا   30

اپیکاک   30

سانس رک رک کر آنا (Apnoea)

30	اپیکاک
30	فاسفورس
30	سمبوکس

سانس اور سینے میں کھڑ کھڑاہٹ ہونا (Rattling breathing)

30	اینٹم ٹارٹ
30	بروميم
30	اپیکاک

سانس پھولنا یا دمہ میں اضافہ، بیٹھنے سے

30	کاربو ویج
30	سپونجیا
30	ڈجی ٹیلس

چلنے سے

30	ایکونائٹ
30	اپیکاک
30	نیٹرم میور

کام کرنے سے، محنت مشقت سے

| کلکیریا کارب 30 |
| 30 | نیٹرم میور |
| 30 | سیپیا |

لیٹنے سے

30	آرسینک البم
30	ڈجی ٹیلس
30	پلسٹلا

سانس پھولنے یا دمہ میں کمی، بلغم باہر نکالنے سے

ایٹم ٹارٹ 30

کالی بائی 30

زنکم میٹ 30

بیٹھنے سے

آرسینک البم 30

سمبوکس 30

نیٹرم سلف 30

دواؤں، خوراک کے زیادہ یا غلط استعمال سے امراض

دونوں کے لئے خصوصی دوا

نکس وامیکا 30

ایلوز 30

ہائیڈراسٹس 30

چینی یا میٹھی اشیاء سے

مرک وائیوس 30

نیٹرم فاس 30

چائے کے زیادہ استعمال سے

جیلسیمیم 30

آرسینک البم 30

نکس وامیکا 30

ڈبی ٹیلیس کے بد اثرات

چائنا 30

نائٹرک ایسڈ 30

کریئٹ گس 30

نمک کے زیادہ استعمال کے بداثرات   فاسفورس   30

آرسینک البم   30

کاربو ویج   30

کونین کے بداثرات

آرسینک البم   30

پلسٹلا   30

کاربو ویج   30

دودھ ـ ہضم نہ ہونا

(۱) ایتھوزا   30   (۲) لیک ڈی فلوریٹم 200

میگ کارب   30   ہفتہ وار

ڈبے کے دودھ پر پلنے والے بچوں کی قبض : ایلومینا   30

دودھ پینے سے تکالیف ہوں

کلکیریا کارب   30

سلفر   30

چائنا   30

دودھ ـ عورت کا

کم ہو جائے یا دب جائے (Agalactia)

(۱) ری نس   30   (۲) (لیک کینائنم 200 ہفتہ وار)

(۳) برائونیا   30   ایگنس کاسٹ   30

زیادہ ہو (Galactorrhoea)، خشک کرنے کیلئے

(۱) کلکیریا کارب 200 روزانہ ایک بار   (۲) لیک کین 200 ہفتہ وار

زیادہ دودھ پلانے سے ماں کمزور ہو جائے

کلکیریا فاس 30

چائنا 30

بچہ کو ماں کا دودھ راس نہ آئے اور قے کر دے : سلیشیا 30

دوسروں کے برے سلوک سے بد اثرات و تکالیف

کالیم 30

کالو سنتھ 30

سٹافی گیریا 30

دھدری، داد (Ringworm)   دیکھیں جلد کے امراض

دھوپ، بالکل برداشت نہ کر سکے، لو لگنا

جیلسیسیم 30

گلو نائن 30

نیٹرم کارب 30

سن سٹروک (لو لگنے) کے پرانے اثرات : لیکیسس 30

موسم گرما میں شدید کمزوری   ایٹم کروڈ 30

سلینیم 30

دھوکے باز، مکرو فریب کا ماہر، بیماری کا بہانہ کرے

پلمبم 30

آرجٹم نائٹ 30

کاسٹیم 30

دھوکہ کھانے کی وجہ سے غم والم رسیدہ   روٹا   30

اگنیشیا   30

دھونا-دھونے سے جلد میں شگاف بن جائیں   کلکیریا کارب   30

سیپیا   30

سلفر   30

ناپاکی کا احساس دور کرنے کیلئے خود کو اور کپڑوں کو باربار دھوتا

رہے :اولینڈر   30

دھونے کا خبط (Obsessive compulsive-neurosis)

(ہر وقت ہاتھ دھوتا رہے ہے) : سفلینم   200-1000

ڈاٹ، جسم کے اندرونی اعضاء میں ڈاٹ (Plug) لگا ہونے کا احساس

اناکارڈیم   30

ایلیوز   30

اگنیشیا   30

ڈایافرام (حجاب حاجز) پردۂ صفاق کی سوزش، اکساہٹ

برایونیا   30

ٹیکس   30

نکس وامیکا   30

ڈبہ اطفال، پسلی چلنا (Croup)   دیکھیں بچوں کے امراض

ڈر (Fears, phobias)   دیکھیں خوف

ڈرپوک، بزدل

جیلسیمیم	30
لائیکوپوڈیم	30
نکس وامیکا	30

ڈکار، ۔ سے معدہ کی تکالیف کو افاقہ ہو

برائیونیا	30
نکس وامیکا	30
پلسٹلا	30

۔ سے معدہ کی تکالیف کو افاقہ نہ ہو

لائیکوپوڈیم	30
چائنا	30

بدبودار

آرنیکا	30
کاربو ویج	30
پلسٹلا	30

پرانی بدہضمی کے مریضوں میں ترش ڈکار

فیرم فاس	30
نیٹرم کارب	30

ذات الجنب، پلیوری سی (Pleurisy) دیکھیں پھیپھڑوں کے امراض

ذائقہ۔ بدبودار، گندا (Disgusting, foul)

آرنیکا	30
کاربو ویج	30
مرک سال	30

بد مزہ خصوصاً صبح کے وقت

پلسٹلا	30
نکس وامیکا	30
برائیونیا	30

تبدیل شدہ، بدلا ہوا (Perverted, altered)

(۲) پلسٹلا	30	(۱) مرک سال	30
لائیکوپوڈیم	30	نکس وامیکا	30

تیل جیسا (Greasy, fatty)

کاربو ویج	30
پلسٹلا	30
کاسٹیکم	30

ندارد، ذائقہ کی حس جاتے رہنا

نیٹرم میور	30
پلسٹلا	30
لائیکوپوڈیم	30

نمکین (Saltish)

سائیکلمن	30
کالی ہائیڈراسٹس	30
سیپیا	30

کڑوا (Bitter)

نیٹرم سلف	30
برائیونیا	30
پلسٹلا	30

کھٹا (Sour)

(۱) نیٹرم فاس 30 (۲) کلکیریا کارب 30

نکس وامیکا 30 لائیکوپوڈیم 30

میٹھا (Sweetish) : سٹیم 30

ذیابیطس شکری
(Diabetes mellitus)

(۱) ایک صحت مند شخص کے خون میں گلوکوز کی مقدار کھانے سے پہلے 80 تا 140 ملی گرام اور کھانے کے بعد 120 تا 180 ملی گرام ہوتی ہے۔ اور پیشاب میں صحت کی حالت میں گلوکوز موجود نہیں ہوتی۔

(۲) لبلبے کے (Beta cells) جب انسولین کم یابالکل پیدانہ کریں تو جسم میں نشاستہ یا گلوکوز کا مناسب استعمال (Metabolism) نہیں ہو سکتا جس کے نتیجے میں خون میں گلوکوز کی مقدار بڑھ جاتی ہے اور پیشاب میں گلوکوز خارج ہونے لگتا ہے۔ اہم علامات پیاس کی زیادتی، پیشاب کی کثرت اور جسمانی واعصابی کمزوری اور جسم کا گھلتے جانا ہیں۔

(۱) آرس بروم 30 (۲) ایسڈ فاس 30

سنیری جیم جمبولینم 30 لائیکوپوڈیم 30

یورینیم نائٹریکم 30 نیٹرم سلف 30

(۳) اس مرض کی تشخیص خون میں گلوکوز کی مقدار مقررہ حد سے بڑھ جانے اور پیشاب میں ظاہر ہونے سے کی جاتی ہے۔ اگر خون میں گلوکوز کھانے سے پہلے 140 ملی گرام سے زیادہ یا کھانے کے ڈیڑھ گھنٹہ بعد 180 ملی گرام سے زیادہ ہو تو یہ اس مرض کے لاحق ہونے کا ثبوت ہے ذیابیطس کے بد اثرات دماغ، آنکھوں، دل، گردوں اور پاؤں کی باریک رگوں اور اعصاب پر سب سے زیادہ مرتب ہوتے ہیں جس کی وجہ سے یہ اعضاء بری طرح متاثر ہو سکتے ہیں اسلئے ضروری ہے ان اعضاء کا معائنہ و علاج باقاعدگی سے کروایا جائے اور ذیابیطس کے علاج و پرہیز میں کسی قسم کی کوتاہی نہ کی جائے۔

ذیابیطس غیر شکری (Diabetes insipidus)

اس مرض میں کثیر مقدار میں پیشاب آتا ہے ، شدید پیاس اور بھوک لگتی ہے ۔ کمزوری ہوتی اور وزن گھٹ جاتا ہے۔اس میں پیشاب میں گلوکوز نہیں ہوتی اور نہ ہی خون میں اس کی مقدار میں اضافہ ہوتا ہے۔ اس کا سبب غدہ نخامیہ (Pituitary gland) کا عارضہ ہے یہ غدود دماغ میں واقع ہوتا ہے ۔

لائیکوپوڈیم	30
نیٹرم میور	30
یورینم نائٹریکم	30

رحم کے امراض

رحم کا دباؤ نیچے کی طرف
(Bearing down)

سیپیا	30
للیم ٹگ	30
نیٹرم میور	30

درد ، دکھن

سی سی فیوگا	30
کالو سنتھ	30
ہیلونیاس	30

سوزش ، ورم (Metritis, endometritis)

آرم میور نیٹرونیٹم 30	(مزمن)	آر سینک البم 30	(حاد)
کلکیریا کارب 30		سی سی فیوگا 30	
سبائنا 30		سیپیا 30	

(آر سینک البم 200 روزانہ ایک بار)

سوزش، خون کے اخراج کے ہمراہ   ہمامیلس   30

تھلا پسی بر سا   30

سیکیل کار   30

رحم کا باہر نکل آنا، ڈھیلا پڑ جانا، ٹل جانا (Prolapsus uteri)

الیٹرس فیری نوزا   30

کلکیریا کارب   30

بیلو نیاس   30

رحم کی کمزوری

الیٹرس فیری نوزا   30

کالو فائیلم   30

سیپیا   30

رحم کی گردن (Cervix) کی سوزش (Cervicitis)

(١)   مرک کار   30   (٢)   سیپیا   30

آر سینک البم   30   بیلاڈونا   30

رحم کی گردن کی رسولی، ٹیومر

(١)   کریازوٹ   30   (٢)   کاربو اینیمیلس   30

تھوجا   30   آیوڈم   30

رحم کی رسولیاں (Fibroids)

آرم آیوڈ   30

کلکیریا کارب   30

کونیم   30

رحم کا باہر نکلنا یا ناف کا ٹل جانا، نتوءالرحم (Displacement)

الیٹرس فیری نوزا 30

آرم میور نیٹرو نیٹم 30

کلکیریا کارب 30

رحم میں درد، ٹوٹنے کا احساس

ایسکولس 30

ٹریلیم 30

آرنیکا 30

رحم کی موجودگی کا واضح احساس ہو

(۱) میوریکس 30   (۲) لائی سین 200

ہیلونیاس 30   ہفتہ وار

رسولی ٹیومر، گومڑے (Cysts, tumors, polyps)

بدگوشت (Polyps)، تمام اقسام کیلئے

کلکیریا کارب 30

فاسفورس 30

لیمنا مائنر 30

بدگوشت، ناک کے اندر گومڑے (Polyps) کان، رحم، مقعد کے اندر لعابی جھلیوں (میوکس ممبرین) کے گومڑے (Polyps)

(۱) فاسفورس 30   (۲) کلکیریا سلف 30

سینگوی نیریا 30   کالی سلف 30

یوسما مائر 30   فیرم فاس 30

(۳) کلکیریا آیوڈ 30   سلیشیا 30

کونیم 30

تھوجا 30

رحم کے پولپ ، فائبرائڈز (Fibroids) اور ناک کان و مقعد میں

(۱) آرم میور 30   (۲) ہائیڈراسٹس 30

کلکیریا آیوڈ 30   ٹریلیم 30

تھوجا 30   سبائنا 30

کونیم 30

چربی دار رسولی ، زیر جلد (Lipoma)

(۱) برائٹا کارب 30   (۲) لیپس ایلیس 30

فائٹولاکا 30   یورک ایسڈ 30

(بیرونی طور پر تھوجا Q دن میں تین بار لگائیں)   تھوجا 30

مائع سے بھری رسولی (Sebaceous cyst)

(۱) برائٹا کارب 30   (۲) کالی بروم 30

کالی آیوڈم 30   آیوڈم 30

کونیم 30

ہڈی کی مانند گومڑے (Bone like protuberances)

ہیکلا لاوا 30

کلکیریا فلور 30

لیپس البس 30

رعشہ (Chorea, tremors, twitchings)

اگاریکس ایم 30

ٹیرنٹولا سپانیہ 30

میگ فاس 30

رقصی رعشہ (Chorea, St. Vitus Dance)

سارے جسم میں بے اختیار جھٹکے لگتے ہیں ۔ بازو جسم اور کندھے ایسے حرکت کرتے ہیں جیسے کوئی رقص کرتا ہے ۔

(۱) اگاریکس ایم 30 (۲) کلکیریا کارب 30

کیوپرم میٹ 30 رس ٹاکس 30

جذباتی و نفسیاتی اسباب سے (With nervous disturbance)

اگنیشیا 30

ایسا فوٹیڈا 30

کاکولس 30

خوف اور ڈر کے سبب (With fright) اگنیشیا 30

کلکیریا 30

نیٹرم میور 30

جھٹکے سب سے زیادہ چہرے پر اثر کریں کاسٹیکم 30

مائگیل 30

سائیکوٹا 30

نیند میں حالت زیادہ خراب ہو زیزیا 30

ٹیرنٹولا سپانیہ 30

رکٹس (Rickets)   دیکھیں ہڈیوں کے امراض

رونا-آسانی سے روؤے اور تسلی دینے سے سکون ہو : پلسٹلا   30

بلاوجہ رونا، دلاسہ دینے سے تکلیف میں اضافہ ہو : نیٹرم میور 30

غیر ارادی طور پر روؤے   پلسٹلا   30

نیٹرم میور   30

اگنیشیا   30

ریڑھ کی ہڈی   (اس کے علاوہ کمر کے امراض بھی دیکھیں)

درد اور دکھن، خصوصاً اگر محنت و مشقت اور جماع کی کثرت سے

اگاریکس   30

چائنا سلف   30

کالی فاس   30

درد، چھونے سے تکلیف مگر سخت دباؤ سے افاقہ : نیٹرم میور 30

درد، دماغ سے دمچی تک درد، دبانے سے شدید تکلیف ہو

چائنا سلف   30

ایسڈ فاس   30

کالی فاس   30

جلن اور کمزوری   پکرک ایسڈ   30

فاسفورس   30

زنکم میٹ   30

ہڈی میں خم ، کبڑاپن (Scoliosis, kyphosis) کلکیریا فاس 30

فیرم فاس 30

سلیشیا 30

زبان کے امراض

زبان کے اوپر تہہ اور رنگت

براؤن رنگ کی تہہ ، صفراوی امراض کی وجہ سے

نیٹرم سلف 30

آرسینک البم 30

برائیونیا 30

پیلی ، زرد ، میلی اور موٹی تہہ

چیلیڈونیم 30

مرک سال 30

پیٹیشیا 30

سفید تہہ

انٹم کروڈم 30

پیٹیشیا 30

مرک سال 30

لال رنگ ، زخمی زبان

آرم ٹریفائلم 30

کینتھرس 30

آرسینک البم 30

نقشہ کی مانند ، زبان کی سطح

آرسینک البم 30

کالی بائی 30

نیٹرم میور 30

نیلے رنگ کی ، خون میں آکسیجن کی کمی اور کاربن ڈائی آکسائیڈ کی زیادتی سے

آرسینک البم 30

یییل کار 30

ڈجی ٹیلس 30

زبان - خشک

آرسینک البم 30

برائیونیا 30

نکس وامیکا 30

رسولی ، سخت گانٹھیں

آرم میٹ 30

گیلیم آپ 30

تھوجا 30

دکھن ، درد

آرم ٹریفائلم 30

نائٹرک ایسڈ 30

رس ٹاکس 30

زخم یا السر ، پکی ہوئی زبان

(۱) مرک سال 30 (۲) سفلینم 200

نائٹرک ایسڈ 30 ہفتہ وار

آرجنٹم نائٹ 30

سوزش، سوجن (Glossitis)

مرک سال	30
آرسینک البم	30
میور یا ٹک ایسڈ	30

کٹ جانا، دانتوں سے

اگنیشیا	30
ایسڈ فاس	30
کاسٹیکم	30

کٹی پھٹی، شقاق اللسان (Fissures)

کالی بائی	30
آرسینک البم	30
رس ٹاکس	30

زبان کا فالج، بول نہ سکنا

کاسٹیکم	30
جیلسیمیم	30
پلمبم	30

باہر نکالنا مشکل ہو

کاسٹیکم	30
جیلسیمیم	30
آرسینک البم	30

کینسر

آرسینک البم	30
میور یاٹک ایسڈ	30
تھوجا	30

زچگی، ڈیلوری   دیکھیں ولادت

زچہ کے امراض

بخار، پرسوتی (Milk fever)

پائروجن (۲)	200	پیٹیشیا (۱) 30
ہفتہ وار		چائنا سلف 30
		رس ٹاکس 30

ایلوز	بواسیر 30
اگنیشیا	30
پلسٹلا	30

پاگل پن، جنون زچہ (Puerperal psychosis)

کینابس انڈیکا	30
ہایوسائمس	30
سٹرامونیم	30

ٹانگ کی سوزش، وریدوں کا التہاب، شدید درد اور ٹانگ کی سفید رنگت (Phlegmasia alba dolens-Milk leg)

آرسینک البم	30
رس ٹاکس	30
ہامیلس	30

دردیں، پیٹ کے نچلے حصے میں اور ٹانگوں میں (After-pains)

کیوپرم میٹ   30

کاربو ویج   30

کالوفائلم   30

خون بہنا، سیلان خون

(۱) ہامیلس   30   (۲) سبائنا   30

چائنا   30   سیکیل کار   30

نفاس (Lochia) خراشدار، خون ملا اور مقدار میں کم یا بدبو دار ہو

کریازوٹ   30

نائٹرک ایسڈ   30

سیکیل کار   30

زخم، چوٹ، قرح (Wounds)

تمام اقسام کے زخم و فریکچر

(۱) سمفائٹم   30   (۲) بیرونی طور پر

آرنیکا   30   کیلنڈولا Q لوشن

ہائپریکم   30   لگائیں

انگلیوں کے، ہاتھ پاؤں پر چوٹ سے :   ہائپریکم   30

آرنیکا   30

بدبو دار زخم، کینسر کے پرانے زخم

(۱) ایکینیشیا   30   (۲) بیرونی طور پر

ہائیڈراسٹس   30   کیلنڈولا Q لگائیں

بوجھ اٹھانے کے بد اثرات

کلسیریا کارب		30
کاربو انیمیلس		30
رس ٹاکس		30

پرانے زخم ، نیلی رنگت والے

لیکیسس		30
ٹیرنٹولا کیوبنس		30
کاربو انیمیلس		30

تشنج (ٹیٹنس) سے بچاؤ کیلئے ، چوٹ کے بعد : لیڈم 200

پیپ دار زخم

ہپر سلفر		30
مرک سال		30
سلیشیا		30

پرانے زخموں کے بد اثرات

آرنیکا		30
کاربو ویج		30

پرانے زخم پھر سے تازہ ہوں ، جلنے کے بعد زخم مندمل نہ ہو

کاسٹیکم		30
کاربو ویج		30

چوٹ سے موچ آنا

رس ٹاکس		30
کونیم		30
کلسیریا کارب		30

دھاردار آلے، چاقو، استرا، شیشہ یا آپریشن کے زخم

30   سٹافی سیگریا

30   آرنیکا

سر پر چوٹ لگنے کے بد اثرات

30   نیٹرم سلف

30   آرنیکا

کندآلے، لاٹھی وغیرہ سے زخم   آرنیکا   30

30   سمفائٹم

دُمچی کی ہڈی (Coccyx) پر چوٹ، گر جانے سے

30   ہائپریکم

30   آرنیکا

زخم دیر سے مندمل ہوں : ہیپر سلفر   30

نوکدار اشیاء مثلاً کیل وغیرہ سے   لیڈم   30

30   ہائپریکم

نیلے زخم   سلفیورک ایسڈ   30

لیکیسس   30

(لائکین - 200 ہفتہ وار)

ہڈی کی چوٹ، زخم، فریکچر

30   ایسافوئٹیڈا

30   روٹا

30   سمفائٹم

زکام، نزلہ (Cold, flu, catarrh in nose and throat)

اخراجات (Discharges)

آنکھ سے تیزابی اور ناک سے سادہ پانی بہے

یوفریزیا 30

ایکونائٹ 30

ناک سے تیزابی، خراش دار، جلندار پانی بہے جو نتھنوں اور ہونٹ کو چھیل دے اور آنکھوں سے سادہ پانی بہے آرسینک البم 30

ایلیم سیپا 30

مرک سال 30

پانی کی طرح پتلا اخراج

(۱) مرک سال 30 (۲) آرسینک البم 30

یوفریزیا 30 سباڈلا 30

ایلیم سیپا 30 نکس وامیکا 30

حلق میں گرے، گاڑھی زرد یا سبزی مائل زرد، بدبودار رطوبت

(۱) نیٹرم میور 30 (۲) نیٹرم کارب 30

سپائی جیلیا 30 پلسٹلا 30

بائیڈ راسنس 30 تھوجا 30

گاڑھا، لیسدار مواد

پلسٹلا 30

کالی سلف 30

سیپیا 30

257

گاڑھی رطوبت

ہپر سلفر 30

کالی بائی 30

مرک سال 30

زکام ، نزلہ ، اضافہ گرم کمرے میں اور کمی کھلی ہوا میں

ایکونائٹ 30

ایلیم سیپا 30

نیٹرم میور 30

آواز بیٹھ جانا یا بند ہونا

کاسٹیکم 30

ہپر سلفر 30

فاسفورس 30

پھولوں میں ناک بند ہونے کے ساتھ

(۱) کیمو ملا 30   (۲) نکس وامیکا 30

ہپر سلفر 30   سمبوکس 30

فاسفورس 30

خشک زکام

(۱) امونیاکارب 30   (۲) ہپر سلفر 30

سمبوکس 30   کالی بائی 30

لائیکوپوڈیم 30   نکس وامیکا 30

خشک زکام ، دن کو ناک کھلا ، رات کو بند : نکس وامیکا 30

میلان ہونا، بار بار زکام ہو   بیکٹیریا کارب   30

کالی کارب   30

نیٹرم میور   30

(ٹیوبر کلینیم یا سورائنم 200 ہفتہ وار)

کھلی ہوا میں فوراً زکام ہو   ہیپر سلفر   30

کالی بائی   30

مزمن، نزلہ، زکام، جو حلق میں گرے (Postnasal drip)

(1) سلفر   30   (2) نیٹرم میور   30

لائیکوپوڈیم   30   ہائیڈراسٹس   30

فاسفورس   30   نیٹرم کارب   30

مقررہ مدت کے بعد ہونیوالا، نوبتی (Periodical)

آرسینک البم   30

چائنا   30

نیٹرم میور   30

سر درد کے ہمراہ

برائونیا   30

جیلسیمیم   30

نکس وامیکا   30

سوزش، مزمن، ناک کی اندرونی جھلی خشک اور سخت

الیومینا   30

ہیپر سلفر   30

لائیکوپوڈیم   30

سوزش، مزمن ،اخراجات کے ہمراہ ایلومینا	30
ہائیڈراسٹس	30
مرک سال	30

کھانسی کے ہمراہ

بیلاڈونا	30
ایلیم سیپا	30
سٹکٹا	30

زہر خورانی (Food poisoning)- باسی یا گلی سڑی خوراک سے

(۲) آرسینک البم	30	(۱) کیوپرم آرس	30
کالو سنتھ	30	کاربو وج	30
ایپی کاک	30	پلسٹلا	30

سانس کے امراض

احساس ہو کہ جیسے ہر سانس آخری ہوگا : ایپس	30
احساس کہ سونے پر دم گھٹ جائے گا امونیاکارب	30
لیکیسس	30
افاقہ ،سانس کی تنگی میں ،پنکھا جھلنے سے :کاربو وج	30

افاقہ ،دائیں پہلو پر لیٹنے ،سر اونچا رکھنے سے

سپائی جیلیا	30
کیلیس	30
سپونجیا	30

الرجی، مٹی، گرد و غبار، خوشبو سے، سانس پھولنا، دمہ کا دورہ

نیٹرم میور 30

آرسینک البم 30

کاربو ویج 30

سانس اندر لینا آسان ہو مگر باہر نکالنا مشکل : سمبوکس 30

سانس بدبو دار

(۱) نکس وامیکا 30 (۲) کالی فاس 30

مرک سال 30 اوپیم 30

پلسٹلا 30 (سورانم 200 ہفتہ وار)

سانس پھولنا، تنگی تنفس دیکھیں دمہ

سانس پھولنا سیڑھیاں چڑھنے اور محنت مشقت کرنے سے

کلکیریا کارب 30

آیوڈم 30

سٹرو فنتھس 30

سانس پھولنا، دل کے امراض سے، دل کا دمہ (Cardiac asthma)

(۱) ایکونائٹ ایف 30 (۲) آرم میٹ 30

کیکٹس 30 آیوڈم 30

گلونائن 30 لیکیسس 30

سانس پھولنا، گلے میں بدبو دار بلغم گرنے سے، کھانسی کے ہمراہ

ہائیڈراسٹس 30

سپائی جیلیا 30

سپائی جیلیا 30

تنگی تنفس اور گھٹن، سوتے وقت پیدا ہو

گر انڈیلیا 30

لیکیسس 30

اوپیم 30

تنگی نفس، گھٹن، دل کی گھبراہٹ، دباؤ اور درد کے ہمراہ

ایمائل نائٹریٹ 30

کیکٹس 30

آرسینک البم 30

تنگی تنفس یا سانس رکنا، رات کے وقت   آرسینک البم 30

نکس وامیکا 30

کاربو ویج 30

سانس رک جائے، سونے پر اور سانس لینے کیلئے جاگنا پڑے

سپونجیا 30

ڈجی ٹیلیس 30

گر انڈیلیا 30

سانس رک جائے، نو مولود کا (Asphyxia neonatorum)

ایٹم ثارٹ 30

ہائیڈرسیانک ایسڈ 30

سانس سرد ہونا، شدید بیماری یا نقاہت یا نزع کے عالم میں

کاربو ویج 30

30   ہیلوڈرسا

30   ورائرم ایلیم

لمبے لمبے، گہرے سانس لینے کی خواہش

(۱) اگنیشیا   30   (۲) دل کے عوارض میں

نیٹرم سلف   30   کیکٹس 30 بھی

برائیونیا   30   ہمراہ دیں

سائی نس کی سوزش (Sinusitis)

کھوپڑی کی ہڈیوں میں ناک کے دائیں اور بائیں جانب کی ہڈیوں میں ایک ایک خانہ واقع ہوتا ہے جن کو (Maxillary sinuses) کہتے ہیں اور ماتھے کی ہڈی کے اندر ایک خانہ دائیں جانب اور ایک بائیں جانب واقع ہوتا ہے جن کو (Frontal Sinuses) کہتے ہیں۔ یہ خانے نالیوں کے ذریعے ناک سے ملے ہوتے ہیں۔ ان خانوں کو (Sinus) کہتے ہیں اور ان کی اندرونی جھلی کی سوزش کو (Sinusitis) کہتے ہیں جو حاد بھی ہوتا ہے اور مزمن بھی۔ فرنٹل سائی نس کی سوزش سے ماتھے میں درد ہوتا ہے۔ اور ناک یا گلے میں ریشہ گرتا ہے اور (Maxi-lary sinus) کی سوزش سے ناک میں ریشہ و بلغم گرتا ہے، ناک بند ہوتا ہے اور ناک کے دائیں بائیں گالوں کی ہڈیوں میں درد ہوتا ہے۔

سوزش، انفکشن (Sinusitis)

30   ہپر سلفر

30   ایسافوٹیڈا

30   سٹکٹا

ماتھے کے سائی نس کی سوزش (Frontal sinusitis)

30   کالی بائی

30   نکس وامیکا

30	سرباؤلا

گالوں کی ہڈیوں میں واقع سائی نس کی سوزش (Maxillary sinusitis)

30	سپائی جیلیا
30	فاسفورس
30	بیلاڈونا

سر ، احساسات (Head, sensations)

بڑا ہونے کا احساس

30	سٹرامونیم
30	بیلاڈونا

بوجھ سر کی چوٹی پر

30	گلونائن
30	کیکٹس

پٹی بندھی ہونے کا احساس ، سر کے اردگرد

30	جیلسیمیم
30	سلفر

جلن ، گرمی کا احساس

30	کلکیریا کارب
30	سلفر
30	سینگوی نیریا

دماغ ڈھیلا ہے اور سر میں ادھر ادھر لڑھک رہا ہے

30	بیلاڈونا
30	برایونیا

سپائی جیلیا 30

سر کی جلد کے امراض (Growths, tumors or exostoses)

افزائشیں، نرم یا ہڈی والی رسولیاں   کلکیریا فلور 30

کالی آیوڈ 30

مرکیورس 30

اکزیما

پٹرولیم 30   (۲)   کلکیریا کارب 30   (۱)

گریفائٹس 30   اولینڈر 30

سلینیم 30

اکزیما، کانوں کے پیچھے   گریفائٹس 30

ہیپر سلفر 30

سکروفیولیریا 30

پپ بچوں کے بالوں کا جڑ کر سخت تہہ بن جانا اور اس کے نیچے

اکٹھا ہونا (Crusta lactea)   ونکا مائنر 30

ہیپر سلفر 30

مزیریم 30

بالچر، گنج یا بالوں کی فنگس انفکشن (Ringworm)

ٹیلوریم 30

مزیریم 30

گریفائٹس 30

پسینہ زیادہ آئے

کلکیریا کارب 30

سلیشیا 30

کلکیریا فاس 30

پھنسی، پھوڑے، بال توڑ

ہپر سلفر 30

کلکیریا سلف 30

اینٹم ٹارٹ 30

پیپ یا مواد بھرے دانے (Pustules)

کلیمیٹس 30

مزیریم 30

گریفائٹس 30

تر خارش یا دانے (Moist or humid eruptions)

کلکیریا کارب 30

رس ٹاکس 30

مزیریم 30

چھونے سے، کنگھی سے پر حس، دکھن ہو

چائنا 30

بیلاڈونا 30

جیلیسمیم 30

خارش

یوسٹا 30

سلفر 30

آرسینک البم 30

خشکی (Dandruff)   دیکھیں بالوں کے امراض

سن ہونا   پیٹرولیم   30

ایکونائٹ این   30

ایلو مینا   30

سر درد – اسباب (Headache, causes)

انیمیا، فقرالدم یا خون کی کمی سے   چائنا   30

فیرم فاس   30

نیٹرم میور   30

بینائی اور آنکھوں کی کمزوری سے، آنکھوں کے زیادہ استعمال سے

نیٹرم میور   30

روٹا   30

جیلسیمیم   30

تمباکو کے استعمال (کھانے پینے) سے

اگنیشیا   30

نکس وامیکا   30

جیلسیمیم   30

جگر کے عوارض اور کمزوری عامہ کے سبب

برایونیا   30

آئرس وی   30

نکس وامیکا   30

جذبات کی شدت یا نفسیاتی وجوہات کے باعث

(١) جیلسیمیم	30	(٢) آرجنٹم نائٹ	30
اگنیشیا	30	کافیا کروڈا	30
پکرک ایسڈ	30	ایسڈ فاس	30

سر میں خون کے اجتماع کے سبب

بیلاڈونا 30

گلونائن 30

میلی لوٹس 30

دماغ کی کمزوری یا دماغی محنت و مشقت کے باعث

(١) آرجنٹم نائٹ	30	(٢) کالی فاس	30
کافیا کروڈا	30	انا کارڈ	30
جیلسیمیم	30	نکس وامیکا	30

سورج کی دھوپ یا گرمی سے

گلونائن 30

بیلاڈونا 30

جیلسیمیم 30

مزمن، طلباء و طالبات کا

کلکیریا کارب 30

کالی فاس 30

نیٹرم میور 30

مزمن، بیٹھے رہنے والے افراد کا

آرجنٹم نائٹ 30

برایونیا 30

نکس وامیکا 30

قبض کی وجہ سے

ایلوز 30

برایونیا 30

نکس وامیکا 30

معدے اور آنتوں کے امراض سے

(۱) چائنا 30   (۲) نکس وامیکا 30

آئرس وی 30   برایونیا 30

پلسٹلا 30   کاربو ویج 30

نزلہ، زکام کے باعث

ایلیم سیپا 30

ہائیڈراسٹس 30

نزلہ، زکام رک جانے یا دب جانے کے باعث

(۱) کالی بائی 30   (۲) لیکیسس 200

بیلاڈونا 30   بطور مدد گار دوا

ہسٹریکل، کیل گڑ جانے کا احساس سر میں

کافیا کروڈا 30

اگنیشیا 30

پلاٹینا 30

سر درد - مقام (Headache - location)

اوپر کے حصے میں (Vertex)   کیکٹس 30

سی سی فیوگا 30

ایسڈ فاس 30

(سلفر 30 بطور مدد گار دوا)

پچھلے حصے میں ، گردن کے درد کے ہمراہ (Occipital)

برایونیا	30
کاکولس	30
جیلسیمیم	30

دائیں طرف کا

سینگوی نیریا	30
سلیشیا	30

بائیں طرف کا : سپائی جیلیا   30

سامنے والے حصے میں ، ماتھے میں

بیلاڈونا	30
ہائیڈراسٹس	30
نکس وامیکا	30

کن پٹیوں میں (Temples)

بیلاڈونا	30
اناکارڈ	30
گلونائن	30

سر درد کے ساتھ دوسرے امراض (Headache - concomitants)

آنکھوں کی کمزوری و نظر کی خرابی درد سے پہلے یا دوران

سائیکلامن	30
جیلسیمیم	30
آئرس وی	30

بے چینی ، غصہ آسانی سے آجائے

برایونیا	30
کیمو ملا	30

30

خون کی رگیں سر اور گردن میں پھڑکنا

بیلاڈونا	30
گلونائن	30
ورائرم وی	30

کمزوری، جسمانی واعصابی

آرسینک البم	30
جیلسیمیم	30
چائنا	30

قبض

برائیونیا	30
ہائیڈراسٹس	30
نکس وامیکا	30

سر درد - اضافہ (Headache-aggravation)

دماغی کام کرنے، پڑھنے لکھنے، سوچ بچارتے

(۱) نیٹرم میور	30	(۲) آرجنٹم نائٹ	30
کلکیریا فاس	30	سباڈلا	30
کالی فاس	30	نیٹرم کارب	30

ٹوپی کے بوجھ سے سر درد ہو

کلکیریا فاس	30
نیٹرم میور	30
کاربو ویج	30

حرکت سے ، چلنے سے   براؤنیا   30

بیلاڈونا   30

کپڑا سر سے اتارنے سے یا لیٹنے سے : بیلاڈونا   30

سرد مرطوب موسم سے   ڈلکامارا   30

ایکونائٹ   30

سورج چڑھنے کے ساتھ شروع ہو اور غروب کے ساتھ ختم

نیٹرم میور   30

سپائی جیلیا   30

ٹباکم   30

لیٹنے سے : بیلاڈونا 30

سر درد ، افاقہ یا کمی
(Headache - amelioration)

پٹی کس کر باندھنے سے   آرجنٹم نائٹ   30

پلسٹلا   30

(ایپس 30 بطور مدد گار دوا)

کھانا کھانے سے   کالی فاس   30

ایناکارڈ   30

لیٹنے سے   سلیشیا   30

میگ میور   30

سرد چیزیں سر کو لگانے سے : فیرم فاس 30

لیٹنے سے افاقہ

برایونیا		30
جیلسیمیم		30
سلیشیا		30

سردی لگنا (Coldness, chilliness)

سردی کی حد سے بڑھی ہوئی حس کیلئے

(۱) ہیپر سلفر	30	(۲) سورائنم	200
کلکیریا کارب	30	ہفتہ وار	
سلیشیا	30		

اضافہ، ذرا سی حرکت سے ہو

نکس و امیکا		30
آرسینک البم		30
سپائی جیلیا		30

حرارت سے، ڈھاپنے سے

(۱) کیمفر	30	(۲) میڈورائنم	200
سیکیل کار	30	ہفتہ وار	
ہیپر سلفر	30		

شام اور رات کو

مرک سال		30
فاسفورس		30
پلسٹلا		30

پشت میں دونوں کندھوں کے درمیان

(۱) امونیا میور	30	(۲) پائروجن یا ٹیوبر کلینم	200

لیکنتتھس   30   ہفتہ وار

ٹانگوں، پاؤں اور کمر میں   بیلاڈونا   30

کیتھرس   30

ہمامیلس   30

ٹانگیں

کلکیریا یا کارب   30

کاکولس   30

جیسے ہوا جسم کے اندر سے گزر رہی ہو

(۱)   ایکونائٹ   30   (۲)   سلیشیا   30

ہپر سلفر   30   کلکیریا فاس   30

نکس وامیکا   30   مرک سال   30

(سورائنم 200   ہفتہ وار)

دھڑ اور پاؤں سرد مگر سر اور چہرہ گرم : آرنیکا   30

سردی و گرمی یکے بعد دیگرے

کیمو ملا   30

آرسینک البم   30

مرک سال   30

سردی جو حرارت سے بھی کم نہ ہو   کیڈمیم سلف   30

مرک سال   30

میگ فاس   30

سردی مع پیاس   آرسینک البم   30

اگنیشیا   30

30   وراٹرم البم

سردی مع تعفن (Sepsis) یا انفکشن :   میرنٹولاکیوب   30

(پائروجن - 200   ہفتہ وار)

کمر میں لہروں کی صورت میں سردی   ایکونائٹ   30

آرسینک البم   30

جیلسیمیم   30

گھٹنوں میں

کاربو ویج   30

سائمیکس   30

فاسفورس   30

ہاتھوں میں

ڈروسرا   30

ٹباکم   30

ہاتھوں و کمر میں : کیکٹس   30

ہڈیوں میں : پائروجن   30

سرد موسم، ہوا-ناقابل برداشت ہو   کالی کارب   30

ہپر سلفر   30

سردی و سرد اشیاء سے تکالیف میں اضافہ : سباڈلا   30

سرد ہوا سے بہت زیادہ حساس   ہپر سلفر   30

برائٹا کارب   30

رس ٹاکس   30

سکروی، اسقربوط (Scurvy)

وٹامن سی کی کمی سے لاحق ہونیوالا مرض جس میں مسوڑھے سوج جاتے ہیں۔ جلد، زیر جلد اور میوکس جھلیوں سے جریان خون ہوتا ہے اور خون کی کمی واقع ہو جاتی ہے۔

(۱) آرسینک البم 30   (۲) وٹامن سی کی گولیاں

کاربووج 30   اور لیموں، سنگترہ وغیرہ

مرک سال 30   استعمال کریں

سن یاس، انقطاع حیض (Menopause)   دیکھیں ایام یاس

سوجن، جسم کے کسی بھی حصے پر بلا درد یا ڈنک مار درد و جلن : ایپس 30

اوپر والے پپوٹے کی تھیلی نما سوجن : کالی کارب 30

نچلے پپوٹے کی تھیلی نما سوجن : ایپس 30

آنکھوں کی سوجن کے ہمراہ پورے چہرے کی سوجن : فاسفورس 30

چھوٹے جوڑوں کی سوجن :

کالو فائیلم 30

کالی میور 30

ہاتھ، پاؤں، ٹانگ کی سوجن

آرسینک البم 30

اپوسائنم سی 30

ٹیلیا (Ptelea) 30

جوڑوں کی سوجن و درد پاؤں سے شروع ہوا اور پھر اوپر کے

جوڑ متاثر ہوں : لیڈم   30

جوڑوں کی سوجن و درد اوپر سے نیچے آئیں : کالمیا   30

سورا (Psora)

یہ ڈاکٹر ہانمن کی دریافت کردہ مزمن امراض کا باعث بننے والی ایک عفونت
(Miasm) ہے ۔ یہ دراصل انسانی جسم کی اس کیفیت یا استعداد کا نام ہے جس کے نتیجے میں
"قوت حیات" (Vital force) میں کمزوری کی وجہ سے امراض سے متاثر ہونے کی
صلاحیت (Susceptiblity) پیدا ہو جاتی ہے ۔ ہر بیماری غیر مادی ہوتی ہے اور سب سے
پہلے وہ انسان کے نفس پر اثر انداز ہوتی ہے ۔ پھر اس کے اثرات جسم پر ظاہر ہوتے ہیں
خیال سب سے پہلے پیدا ہوتا ہے ، پھر ارادہ اور پھر اس کے مطابق عمل ۔ اچھے خیال اور اعمال
سے صحت بہتر اور برے خیال اور افعال سے صحت خراب ہوتی ہے برے خیالات یا وسوسوں
کے باعث انسان کے نفس میں پیدا ہونے والی تبدیلیاں ہی سورا ہیں جو دوسرے امراض اور
سفلس و سائیکوسس کا سبب بنتی ہیں ۔ یہ میازم نسل در نسل منتقل ہوتا رہتا ہے ۔ سورا کے
حامل افراد ذہنی طور پر چست و چالاک مگر جسمانی طور پر کمزور ہوتے ہیں ۔ خوشبو ، بدبو ،
خوشی و غم کے اثرات بہت جلد قبول کر لیتے ہیں ۔ نہانے دھونے سے لاپرواہ ۔ پتلے دبلے ۔
ہونٹ ، منہ اور دوسرے مخارج کا رنگ سرخ ۔ بال و جلد خشک ۔ بھوک کم اور پیاس زیادہ مگر
بھوک برداشت نہیں ہوتی ۔ چٹ پٹی اشیاء کی رغبت ۔ کھانے کے بعد نفخ ، سستی ، کاہلی ۔
کھڑے ہونا انتہائی تکلیف دہ ہوتا ہے ۔ نیند کے بعد سر درد ، صفراوی متلی و قے ، خشک کھانسی ،
خارش سے متعلقہ امراض ۔ ہاتھ اور پاؤں میں جلن ۔ سن یاس میں گرمی کی لہریں ۔ بلا وجہ
دل کی تکلیف کے بارے میں سوچنا ۔ جسم میں یا کسی حصے میں پانی کا اجتماع (Oedema) ۔
جذبات کے باعث حیض کا بند ہونا ، مرگی ، کپکپی ۔ خارش سورا نہیں ہے بلکہ اس کی وجہ سے
پیدا ہونے والی ایک علامت ہے ۔ سورا سے جسم کی ساخت میں عضوی (Organic) تبدیلیاں

پیدا نہیں ہوتیں بلکہ صرف فعلی (Functional) تبدیلیاں رونما ہوتی ہیں۔

دافع سورا ادویات : سورائنم، سلفر، پیٹرولیم، گریفائٹس، کالی سٹیبیم، کلشیم یا کارب، لائیکو پوڈیم

سفلس، آتشکی میازم (Syphilis)

اس عفونت کے حامل اشخاص میں درج ذیل علامات ہوتی ہیں۔

جسمانی ساخت میں تبدیلیاں پیدا ہوتی ہیں۔ مریض کند ذہن، ضدی، جلد خفا ہونے والا، مایوس اور خود کشی پر مائل، اندھیرے اور رات سے خوفزدہ ہوتا ہے۔ چہرے کی رنگت میلی، بچپن میں ہی بوڑھوں جیسا، تالو یا چندیا دیر سے بند ہو۔ جلد کے زخموں یا پھوڑوں سے بڑے بڑے کھنڈ اترتیں۔ منہ سے تھوک زیادہ آنا۔ ہڈیوں کا گلنا سڑنا، دل، خون کی رگوں اور اعصابی نظام کی سوزش اور شکست و ریخت، دانت ٹیڑھے، بوسیدہ نکلنا، پٹھوں کے پھٹوں کا پلپلا پن۔ گردن کے غدود اور ٹانسلز کا بڑھ جانا۔ آنکھوں اور پپوٹوں کی اندرونی جھلی کی سوزش، قرنیہ کا ورم، بھینوؤں، پلکوں کے بال گرنا، نزلہ زکام میں خراش دار پانی نکلنا، منہ، زبان، تالو میں چھالے یا پک جانا، ذائقہ خراب، ناخن کی جڑ میں زخم، مقعد اور اعضائے تناسلی کے گرد مسے۔ دردیں ہمیشہ رات کے وقت اور سردی سے بڑھتی ہیں اور لیٹنے سے، گرمی سے اور صبح کے وقت آرام۔ سورا کے مریض کی جلد کے زخم یا امراض سطحی، خشک پتلے کھنڈ والے، سفلس کے زخم گہرے، پیپ دار اور جلد کے اندر تک ہوتے ہیں۔ جب کہ سائیکوٹک مریض میں گلٹیوں، مہاسوں (Warts) اور ابھرے ہوتری کی شکل میں ہوتے ہیں۔

دافع سفلس ادویات : سفلینم، مرکیورس نائٹرک ایسڈ، مرک کار، آرم میٹ، فائٹولاکا، لائیکو پوڈیم

سائیکوسس (Sycosis) مسہ یا غیر طبعی ابھار

یہ دراصل جسم میں سوزا کی مادے کی موجودگی کی علامت ہے۔ دافع یا چنبل نما گول نشانات بھی اسی وجہ سے ہوتے ہیں۔ اس میازم کے حامل افراد زود رنج، پراگندہ خیال،

موسم میں ذرا سی تبدیلی اور طوفان بادوباراں سے شدید متاثر ہوتے ہیں۔ چڑچڑی مزاج، حاسد، اذیت پسند۔ موجودہ باتوں کی یاد داشت ختم مگر پرانی باتیں یاد رہتی ہیں۔ جسم پر دانے یا مسے یا غیر قدرتی اخراجات، لیکوریا، بلغم وغیرہ کے نکل آنے سے دماغی تکالیف کو سکون ملتا ہے۔ بال گول دائروں میں گرتے ہیں۔ جسم میں کھچاؤ سختی اور سوزش، زخموں میں پیپ کا رجحان، ناخنوں کے امراض، بواسیر، مسے، مقعد کی خارش، رحم اور خصیۃ الرحم کے امراض، پراسٹیٹ گلینڈ کے امراض، اپنڈکس، جریان منی، نظام تنفس کے امراض، چھوٹے جوڑوں کے درد، بڑی آنت کی تکالیف، دل کی تکالیف، بچوں میں دودھ ہضم نہ ہونا، خون کی رگوں کا پھیل جانا، خصوصاً وریدوں (Veins) کا۔ جلد اور لعابی جھلیوں (Mucous membranes) پر سے (Warts) یا گومڑے (Polyps) پیدا ہونا۔ سوزاک اور انجکشن یا ویکسین کے برے اثرات، نلوں کی سوزش، جوڑوں و پٹھوں کی سوزاکی درد میں جو آرام کرنے سے مرطوب موسم میں بڑھ جائیں اور خشک موسم میں کم ہوں۔ ہوا میں نمی اور پانی کے قریب آنے سے تکالیف میں اضافہ، علامات میں اضافہ رات اور صبح اور کمی حرکت سے اور خشک معتدل موسم میں۔ پیٹ کے بل لیٹنے سے پیٹ درد میں کمی۔

دافع سائیکوسس ادویات: میڈورینم، تھوجا، سٹافی گیریا، نائٹرک ایسڈ، سنایبرس

سلائی کرنے یا باریک بینی سے آنکھوں کی تکالیف

روٹا	30
نیٹرم میور	30
آرجنٹم نائٹ	30

سوزاک (Gonorrhoea)

سیلان زہری، مردانہ و زنانہ اعضائے تناسلی کی سوزش یا انفکشن جو نسیر یا گنوری (Neisseria gonorrhea) نامی جراثیم سے ہوتی ہے۔ یہ جراثیم فطری یا غیر فطری جنسی اختلاط کے ذریعے مریض سے دوسرے افراد کو منتقل ہوتا ہے۔ نو مولود بچوں کو پیدائش کے

وقت مریضہ ماں کی رطوبتوں سے یا رطوبتوں والے کپڑوں سے بھی منتقل ہو سکتا ہے۔ مردوں میں اس کی علامات پیشاب کی نالی کی سوزش (Urethritis) درد، پیشاب میں رکاوٹ اور پیپ کا اخراج ہیں۔ جب کہ عورتوں میں اس کی علامات کم ہی ظاہر ہوتی ہیں مگر یہ جراثیم اندر ہی رحم کی سوزش (Endometritis)، خصیۃالرحم (Ovaries) کی سوزش (Oophoritis) خصیۃالرحم کی نالیوں (Fallopian tubes) کی سوزش (Salpingitis) وپھوڑے، نامردی، بانجھ پن اور پیٹ کی اندرونی جھلی کی سوزش (Peritonitis) کا باعث بن جاتا ہے۔ اگر یہ جراثیم خون میں داخل ہو جائے تو خارش، جلد کی سوزش، جوڑوں کی سوزش (Arthritis)، سر سام (Meningitis) یا دل کی سوزش (Endocarditis) کا سبب بھی بن سکتا ہے۔

حاد سوزش (Acute)

میڈورینم (۴)	200	ایکونائٹ (۱)	30
ہفتہ وار		کینالس ٹائیوا	30
		جیلسیمیم	30

مزمن سوزش، قرحہ (Gleet)

ایگنس کاسٹ	30
کینالس ٹائیوا	30
تھوجا	30

سوزاک – اخراجات (Gonorrhoea -discharges)

دودھیا، چمکدار، گاڑھے

کینالس ٹائیوا	30
ہائیڈراسٹس	30
پیٹرولیم	30

زردی مائل، پیپ والے

آر جنٹم نائٹ	30
کاسٹیکم	30

30   ہیپر سلفر

خونی

30   کینتھرس

30   مرک کار

30   ملی فولیم

سوزاکی مادے سے پیدا ہونے والے امراض

پراسٹیٹ غدود کی سوزش (Prostatitis)

30   تھوجا

30   کیپسیکم

30   پریرا بریویا

پیشاب کی نالی (Urethra) میں گوشت بڑھنے سے رکاوٹ (Stricture)

30   تھوجا

30   کلیمیٹس

30   مرکیورس

جوڑوں کا درد (Gonorrheal arthritis)

30   مرک کار

30   فائٹو لاکا

30   تھوجا

خصیوں، منی کی نالیوں (Spermatic cords) کی سوزش (Epididymo-orchitis)

30   پلسٹلا

30   سپونجیا

30   کلیمیٹس

سوزاکی سوزشِ چشم (Gonorrhoel ophthalmia)

ایکونائٹ	30
بیلاڈونا	30
مرک کار	30

لمفی غدودوں کی سوجن خصوصاً کنجِ ران میں (Inguinal lymphadenitis)

انا کارڈ	30
کینالس انڈیکا	30
مرک سال	30

سونا ۔ پیٹ کے بل سوئے

سائنا	30
کالو سِنتھ	30
پلسٹلا	30

دائیں کروٹ پر سوئے، بائیں کروٹ پر سونا بہت تکلیف دہ ہو : فاسفورس 30

سونگھنا   دیکھیں ناک

سفر، سفر کرنے کے شوقین حضرات، سیلانی الطبع (کلکیر یا فاس ۔ ٹیوبر کلینم 200 ہفتہ وار)

گاڑی یا کشتی میں سفر سے متلی وقتے ہو کاکولس	30
آرنیکا	30
پٹرولیم	30

سفر کرنے والوں کی قبض : پلاٹینا 30

سمندری سفر کرنے والوں کی قبض : برائیونیا 30

سوزش ، التہاب جسم کے کسی بھی حصہ میں (Inflammation)

(۲) آرنیکا	30	(۱) ایکونائٹ	30
برائیونیا	30	بیلاڈونا	30
ہیپر سلفر	30	فیرم فاس	30

سوکھاپن ، بچوں میں (پرچھاواں) سوکڑا ، لاغری (Marasmus)

(۲) آرسینک البم	30	(۱) ابروٹینم	30
کلکیریا کارب	30	نیٹرم میور	30
لائیکوپوڈیم	30	آیوڈم	30
		(۳) چائنا	30
		سلیشیا	30
		سلفر	30

سن ہونا (Numbness)

پورا جسم سن ہو جائے : کالی برومیٹم   30

جن اعضاء کے بل لیٹا جائے وہ سن ہوں

رس ٹاکس   30

پلسٹلا   30

جسم پر چھوٹی چھوٹی جگہیں سن ہوں

پلاٹینا   30

لائیکوپوڈیم   30

درد میں مبتلا اعضا سن ہوں

کیمو ملا	30
رس ٹاکس	30
پلاٹینا	30

واحد عضو، ہاتھ، پاؤں سن ہوں

(۱) رس ٹاکس	30	(۲) مرک سال	30
پلسٹلا	30	لائیکوپوڈیم	30
کونیم	30	کاربو اینیملیس	30

سیڑھی

اترتے وقت تکلیف بڑھے

بوریکس	30
سٹینم	30

چڑھتے وقت تکالیف میں اضافہ، کمزوری اور سانس پھولے

آیوڈم	30
کلکیریا کارب	30
آرسینک البم	30

شراب نوشی — دیکھیں الکوحل

شکایات و علامات – اقسام (Complaints & symptoms-types)

بہتر ہوں اور پھر پہلے کی طرح ہو جائیں

سلفر	30
کاربو ویج	30

بوڑھوں کے امراض

کلکیریا فاس	30
الیومینا	30
برائٹا کارب	30
کونیم	30

چھوٹی چھوٹی جگہوں پر ظاہر ہوں

اگنیشیا	30
کالی بائی	30
ایگزیلک ایسڈ	30

سردی سے پیدا ہوں

ایکونائٹ	30
ڈلکامارا	30
نکس وامیکا	30

وزن اٹھانے، مشقت کرنے، کھنچا تانی سے

آرنیکا	30
رسٹاکس	30
لائیکیوپوڈیم	30

شریانوں کا سخت ہونا (Arteriosclerosis)

آرم میٹ	30
گلونائن	30
برائٹا کارب	30

شنکر، آتشکی زخم (Chancre) یا پھوڑا، آبلہ ء فرنگ

اس پھوڑے میں درد نہیں ہوتا اور یہ اس مقام پر بتاتا ہے جہاں سے آتشک کے جراثیم (Treponema pallidum) جنسی اختلاط کے دوران جسم میں داخل ہوتے ہیں۔ یہ مرض مریضہ ماں کے رحم کے ذریعے بھی بچے کو منتقل ہوتا ہے۔

سب سے پہلے نمودار ہونے والا زخم	سائیریس	30
	کالی آیوڈ	30
	مرک سال	30
جس زخم سے خون بہے	آرسینک البم	30
	مرک سال	30
	نائٹرک ایسڈ	30

شور، معمولی سا بھی برداشت نہ کر سکے

	نکس وامیکا	30
	کافیا کروڈم	30
	اوپیم	30

شہد، کھانے سے تکلیف ہو جائے : نیٹرم کارب 30

شہد کی مکھی کے ڈنک سے سوزش، سوجن	ایپس	30
	لیڈم	30

شہوت یا شہوانی خیالات، کثرت سے، ذہن پر سوار ہوں

	سٹائی گیریا	30
	فاسفورس	30

پلاٹینا 30

شیاٹیکا، لنگڑی کا درد، عرق النساء، رینگنی (Sciatica)

تمام اقسام کیلئے مجرب

کالو سنتھ 30

فائٹولاکا 30

نیفانٹم 30

(حاد) کالو سنتھ 30   (مزمن) آرسینک البم 30

برائیونیا 30   پلمبم 30

ایکونائٹ 30   رس ٹاکس 30

بائیں ٹانگ میں

کالو سنتھ 30

رس ٹاکس 30

دائیں ٹانگ میں : کالی کارب 30

جوڑوں کے درد یا گٹھیا وی مریضوں میں

(۱) سی سی فیوگا 30   (۲) لیڈم 30

رس ٹاکس 30   برائیونیا 30

گوائیکم 30   ایکونائٹ 30

رحم کے عوارض کے ہمراہ

پلسٹلا 30

فیرم فاس 30

سیپیا 30

کمر کے مہروں کے عوارض سے

نیٹرم میور 30

فاسفورس 30

ٹیلوریم 30

(سلفر - 200 - ہفتہ وار)

شیاٹیکا-اضافہ و کمی

درد بیٹھنے سے بڑھے، چلنے سے کم ہو لیٹ جانے سے بالکل ختم، نسیں چھوٹی

محسوس ہوں : امونیا میور 30

اضافہ رات 1 تا 3 بجے   آرسینک البم 30

میگ فاس 30

صبر ـ نہ کر سکے، بے صبر

(۱) نکس وامیکا 30   (۲) اناکارڈ 30

شانی گیریا 30   کیمو ملا 30

(میڈورینم - 200 - ہفتہ وار)

صفراوی امراض (Bilious disorders)

پسلیوں کے نیچے، پیٹ کے دائیں پہلو میں چھبن دار درد ہو، منہ کا ذائقہ کڑوا،
جگر کا فعل سست ہو۔دائیں کندھے کی ہکونی ہڈی کے نیچے پشت میں درد ہو۔

برائیونیا 30

چیلیڈونیم 30

مرک سال 30

چٹ پٹی، مرغن، مسالے دار اشیاء سے یا غصہ کے برے اثرات سے سوزش جگر

(۱) نیٹرم سلف 30   (۲) پیٹیشیا 30

نکس وامیکا 30

متضاد اور بدلتی ہوئی علامتیں   پلسٹلا   30

اگنیشیا   30

نکس ماسکاٹا   30

غدودوں (لمفائی) کے امراض
(Lymph nodes, diseases)

بغل یا کنج ران کے غدودوں کی سوزش و سوجن ، سوزش غدود جنگاسہ

(Axillary or inguinal lymphadenitis)

(۱)   برائٹاکارب   30   (۲)   کالی آیوڈ   30

ہیپر سلفر   30   نائٹرک ایسڈ   30

مرک آئی آر   30

تپ دق (سلی مادہ) کیوجہ سے غدودوں کی سوزش (Scrofulous)

آرسینک آیوڈ   30

فیرم فاس   30

برائٹاکارب   30

حاد یا اکیوٹ سوزش

سس ٹس   30

ہیپر سلفر   30

مرک سال   30

مزمن سوزش

(۱)   برائٹاکارب   30   (۲)   کلکیریا کارب   30

مرک آئی آر یا کار   30   فائٹولاکا   30

کالی آیوڈ   30   سپونجیا   30

(ٹیوبر کلینم یا بیسلینم - 200 ہفتہ وار)

گردن کے غدودوں کی سوزش (Cervical lymphadenitis)

برائٹاکارب 30

ہیپر سلفر 30

مرک آئی آر 30

گلے کے غدود جو بچوں میں ناک کے پچھلے سوراخوں کے عقب میں واقع ہوتے ہیں (Adenoids)

ایگرافس این 30

برائٹاکارب 30

ہیپر سلفر 30

فالج

بائیں نصف جسم طولانی کا (Hemiplegia-left)

(۱) آرنیکا 200 (۲) لیکیسس 200

بیلاڈونا 200 کاکولس 200

دائیں نصف جسم طولانی کا (Hemiplegia-right)

(۱) کاسٹیکم 200 (۲) الائیکوپوڈیم 200

بیلاڈونا 200 آئی ریڈیم 200

بچوں کا، پولیو (Poliomyelitis)

کاسٹیکم 30

جلسیمیم 30

پلمبم 30

پھیپھڑوں کا (Respiratory paralysis)

(۱) اینٹم ٹارٹ 30   (۲) لاروسیراس 30

اپیکاک 30   آرسینک البم 30

ٹانگوں کا (Paraplegia)

آرجنٹم نائٹریکم 200

کونیم 200

جیلسیمیم 200

کلائی و بازو کا (Wrist drop)

پلمبم 30

روٹا 30

سلیشیا 30

گلے و آواز کا (Vocal cords)

کاسٹیکم 200

جیلسیمیم 200

بوتھراپس ایل 200

مخارج (Sphinctres) کا

کاسٹیکم 200

جیلسیمیم 200

فاسفورس 200

کاتبوں کا تشنج (Writer's cramp)   دیکھیں کلائی کے امراض

کاربنکل، شب چراغ، پھوڑا (Carbuncle)

آرسینک البم 30

لیکیسس 30

سلیشیا 30

کالی کھانسی، سعال وبائی، شہیقہ (Whooping cough)

بچوں کی دورہ دار شدید کھانسی جس میں کھانستے کھانستے مریض بے دم اور نڈھال ہو جاتا ہے، چہرہ نیلگوں ہو جاتا ہے اور آخیر میں قے آجاتی ہے۔ منہ، ناک، کان سے خون بھی نکل سکتا ہے۔ سر، سینہ، تمام جسم میں درد ہوتا ہے۔ ایک دن میں کھانسی کے بیس تا تیس تا چالیس تا اسی دورے پڑ سکتے ہیں۔

ڈروسرا		30
کیوپرم میٹ		30
اپیکاک		30

کانوں کے امراض، امراض گوش (Diseases of ears)

بیرونی کان (External ear)

احساس جیسے کان بند ہو

پلسٹلا		30
ورم بیسکم		30
مرک سال		30

احساس جیسے کانوں سے حرارت نکل رہی ہو

ایتھوزا		30
کاسٹیکم		30
بیلاڈونا		30

انگلیاں گھسیڑے کانوں میں اور خارش کرے

سائنا (1)	30	سورائنم (2)	200	
سلفر	30			ہفتہ وار
بیلاڈونا	30			

سوزش و درد

مرک سال	30
پلسٹلا	30
ٹیلوریم	30

دانے و پھنسیاں

مرک سال	30
سلیشیا	30
بیلاڈونا	30

خارش

پلسٹلا	30
سلفر	30
ٹیلوریم	30

(سورائنم 200 ہفتہ وار)

درمیانی کان (Middle ear)

حاد سوزش، جسمیں ریشہ بن چکا ہو

بیلاڈونا	30
ہپر سلفر	30
مرک سال	30

حاد سوزش، پیپ دار مواد، کان کی پچھلی خانے دار ہڈی کی
سوزش کے ہمراہ (Otitis media with mastoiditis)

کیپسیکم	30
ہپر سلفر	30
مرک سال	30

مزمن سوزش، پیپ دار مواد

ہپر سلفر 30

کالی بائی 30

مرک سال 30

درد، تپکن یا پھڑکن والا

(۱) پلسٹلا 30 (۲) ایکونائٹ 30

فیرم فاس 30 گلونائن 30

مرک سال 30

کان - اخراجات (Ear discharges, otorrhoea)

بدبودار، سادہ یا چھیل دینے والے، خراش دار

(۱) کلکیر یا سلف 30 (۲) سلیشیا 30

کالی سلف 30 فیرم فاس 30

خون والے اخراجات

ہپر سلفر 30

مرک سال 30

آرسینک البم 30

کانوں میں شور - اقسام (Noises in ears)

کانوں میں شور، کان بجنا (Tinnitus aurium)

(۱) برائٹا کارب 30 (۲) کالی فاس 30

چائنا سلف 30 نیٹرم سیلی سلیم 30

آوازوں کی بازگشت سنائی دینا (Re-echoing of voice or sounds)

کاسٹیکم 30

بر ائٹامیور 30

لائیکوپوڈیم 30

گونج دار آوازیں، بھنبھناہٹ (Humming)

لائیکوپوڈیم 30

کینابِس سٹائیوا 30

کالی میور 30

گھنٹیاں بجنا (Ringing of bells)

چائنا سلف 30

نیٹرم سیلی سلیکم 30

گریفائٹس 30

گھوں گھوں یا مشین چلنے جیسی آوازیں (Whizzing)

ہپر سلفر 30

بر ائٹامیور 30

بیلاڈونا 30

کان کے پیچھے واقع خانے دار ہڈی کی سوزش (Mastoiditis)

(۱) آرم میٹ 30 (۲) ہپر سلفر 30

کیپسیکم 30 کلکیریا سلف 30

نائٹرک ایسڈ 30

کانچ نکلنا، ڈھونڈری   (Anal prolapse) یوڈوفائلم   30

روٹا   30

اگنیشیا   30

کاؤپر غدود کی سوزش (Cowperitis)

مردوں میں پیشاب کی نالی میں کاؤپر نای غدود واقع ہوتا ہے۔ اس کا کام چکنی رطوبت پیدا کرنا ہے جو نالی کو اندر سے تر کر دیتی ہے تاکہ مادہ حیات کے گزرنے میں آسانی ہو۔ یہی رطوبت جنسی خواہش یا شہوت کی صورت میں عضو مخصوص سے باہر بھی نکل آتی ہے پراسٹیٹ غدود اور پیشاب کی نالی یا مثانے کی سوزش کے ہمراہ اس غدود کی سوزش بھی ہو جاتی ہے جس کی وجہ سے درد اور غدود کی چکنی، چمکدار رطوبت خارج ہوتی ہے جسے سیلان مذی یا جریان مذی کہتے ہیں۔

کینابس سٹائیوا   30   (۱)   مرک کار   30   (۲)

ہپر سلفر   30   پٹروسلینم   30

سبال سیرولاٹا   30   سلیشیا   30

کٹرل، پٹھوں میں تشنجی درد (Cramps)

کیوپرم میٹ   30

میگ فاس   30

کلکیریا فاس   30

کلائی اور ہاتھوں کے امراض (Diseases of wrists, hands)

کلائی اور ہاتھوں میں درد

اکٹیا سپائی کیٹا   30

کالوفائلم   30

روٹا   30

کلائی اور ہاتھوں میں درد، زیادہ لکھنے والے لوگوں میں، کاتب، ٹائپسٹ،
کمپیوٹر آپریٹر، ساز بجانے والے، لوہار، موچی، درزی وغیرہ

(Cramps, painful spasm, writer's cramps)

کاسٹیکم	30
کیوپرم میٹ	30
روٹا	30

درد، گٹھیاوی (Rheumtic)

(۲) ایکٹیا سپائی کیٹا	30	(۱) کاسٹیکم	30
کالو فائلم	30	روٹا	30
روٹا	30	سبائنا	30

فالج، کلائی کا (Wrist drop)

پلمبم میٹ	30
کیونیم	30
روٹا	30

سخت گومڑ، کلائی کی پچھلی جانب (Ganglion)

بنزوئنک ایسڈ	30
روٹا	30
سلیشیا	30

کمر درد (Backache)

تمام اقسام کیلئے مفید

رسٹاکس	30
برائیونیا	30
کلکیریا کارب	30

درد جیسے کمر ٹوٹ گئی ہے

ایسکولس 30

کالمیا 30

رس ٹاکس 30

دکھن

آرنیکا 30

ہمامیلس 30

رس ٹاکس 30

درد ، ٹانگوں میں جانے والے

بربرس ولگیرس 30

کالو سنتھ 30

ایسکولس 30

فالجی یا کمزور کرنے والے درد

(۱) کاکولس 30   (۲) نیٹرم میور 30

کالی فاس 30   سلیشیا 30 بطور مدد گار دوا

کثرت مباشرت کے باعث

نکس وامیکا 30

سٹافی گیریا 30

رس ٹاکس 30

کاٹنے والے ، پھاڑنے والے درد

بربرس ولگیرس 30

سٹرکنین 30

لائیکوپوڈیم 30

کندھوں کے درمیان

کلکیریا کارب 30

پوڈوفائلم 30

رس ٹاکس 30

کمر درد - اضافہ (Backache - aggravation)

بیٹھنے سے اٹھنے پر

بربرس ولگیرس	30
کاسٹیکم	30
ایسکولس	30

حرکت سے ، چلنے سے

برائیونیا	30
کالی کارب	30
سلفر	30

رات کے وقت

مرک سال	30
سٹافی گیریا	30
لائیکوپوڈیم	30

کمر درد - کمی (Backache- amelioration)

پشت کے بل لیٹنے سے

ایسکولس	30
کوبالٹ	30
رس ٹاکس	30

حرکت سے ، چلنے پھرنے سے

رس ٹاکس	30
سلفر	30
پلسٹلا	30

کمر - کمزوری (Back - weakness)

(۱) ایسکولس	30	(۲) ہیلونیاس	30
چائنا	30	سیپیا	30
کالی کارب	30	کاکولس	30

کمزوری، نقاہت، غشی (Weakness, prostration, fainting)

بڑھاپے کے باعث

کونیم	30
فاسفورس	30
سلینیم	30

چلنے سے، محنت مشقت سے اضافہ

آرسینک البم	30
پکرک ایسڈ	30
سٹینم	30

حادامراض، بخار یا نفسیاتی و ذہنی دباؤ سے

اناکارڈ	30
چائنا آرس	30
ایسڈ فاس	30

دواؤں کے کثرت استعمال سے

کاربو وج	30
نکس وامیکا	30
ہیلونیاس	30

شدید محنت یا ذہنی کام کاج یا پر تعیش زندگی گزارنے سے

ہیلونیاس	30
کاربو ویج	30
کالی کولس	30

گرمی یا موسم گرما کی حدت سے

انٹم کروڈ	30
جیلسیمیم	30
نیٹرم کارب	30

محنت و مشقت یا اہم جسمانی رطوبات (خون، پسینہ، پیشاب میں گلوکوز،
مادہ حیات، اسہال میں پانی و نمکیات وغیرہ) کے ضائع ہونے سے

اناکارڈ	30
چائنا	30
ایسڈ فاس	30

یرقان کی وجہ سے

(۱) فیرم پکر کیلم	30	(۲) ایسڈ پکر کیلم	30
ٹراکیم	30	چیلیڈ ونیم	30

کن پیڑے (Mumps)

(۱) بیلاڈونا	30	(۲) کلیمیٹس	30
مرک سال	30	فیرم فاس	30
پلسٹلا	30	کالی بائی کروم	30

کندھوں کے امراض (Diseases of shoulders)

درد

فیرم فاس 30

رین بلب 30

میگ فاس 30

(سفلینم 200 ہفتہ وار)

بائیں کندھے میں درد

فیرم میٹ 30

برائیو نیا 30

کالمیا 30

دائیں کندھے میں درد

سینگوی نبریا 30

لائیکو پوڈیم 30

میگ کارب 30

دائیں کندھے کی پشت والی تکونی ہڈی کے نچلے کونے میں درد

چیلیڈو نیم 30

بربرس ولگیرس 30

جلن کا احساس، کندھوں کے درمیان پشت پر

فاسفورس 30

سلفر 30

لائیکو پوڈیم 30

سردی کا احساس، کندھوں کے درمیان

کیپسیکم 30

سیپیا 30

بازو اوپر اٹھانے یا جسم کے پیچھے لے جانے سے کندھے کے درد

میں اضافہ   کوینیم   30

فیرم فاس   30

کلکیریا یا کارب   30

کنجوس، لالچی

لائیکوپوڈیم   30

آرسینک البم   30

کھانسی (Cough)

شدید یا حاد   ایپیکاک   30

سپونجیا   30

کیوپرم میٹ   30

خشک کھانسی

ایکونائٹ   30

برایونیا   30

سپونجیا   30

مزمن کھانسی

ایلیم سٹائیوا   30

سپونجیا   30

ڈروسرا   30

کھوکھلی یا دھات بجنے جیسی، بیٹھی ہوئی آواز کے ہمراہ

آرم ٹریفائلم 30

کاسٹیکم 30

فاسفورس 30

کھانسی جس کے ہمراہ متلی و قے ہو

اپیکاک 30

برائیونیا 30

کالی کارب 30

کھانسی جس کے ساتھ قے آ جائے

ڈروسرا 30

فیرم میٹ 30

اپیکاک 30

بچوں کی کھانسی کے لئے مجرب

اپیکاک 30

میگ فاس 30

ڈروسرا 30

کھانسی کے ہمراہ سر اور چھاتی میں درد ہو

برائیونیا 30

یوپاٹوریم پرف 30

کاسٹیکم 30

کھانسی کے ہمراہ دُور کے اعضامیں درد ہو   سپو نجیا 30

کیوپرم میٹ 30

بلغم سے پھیپھڑوں میں خرخراہٹ ہو ، مگر بلغم خارج نہ ہو

اپیکاک   30

کاربو ویج   30

انٹم نارٹ   30

بلغم زرد یا سبزی مائل زرد

کالی سلف   30

پلسٹلا   30

کالی بائی کروم   30

بلغم سبز رنگ ، ذائقہ نمکین ، گاڑھا ، کثیر مقدار میں نکلے

کالی آیوڈ   30

برائیونیا   30

نیٹرم سلف   30

کھانسی ۔ اضافہ و کمی
(Cough-agg. & amelioration)

رات کو اور بستر کی گرمی سے اضافہ   مرک سال   30

فاسفورس   30

کلکیریا کارب   30

بولنے ، ہنسنے ، بائیں طرف لیٹنے سے اضافہ

ایکونائٹ   30

فاسفورس   30

اپیکاک   30

لیٹنے سے، خصوصاً رات کو اور بیٹھ جانے سے افاقہ ہو

ہایو سائنس 30

شکٹا 30

دن کے وقت کھانسی مگر رات کو آرام ہو : یوفریزیا 30

رات کو لیٹنے سے کھانسی ہو، بیٹھ جانے سے آرام ہو

کاسٹیکم 30

شکٹا 30

ہایو سائنس 30

کالی کھانسی   دیکھیں کالی کھانسی

کہنی کے امراض (Diseases of elbows)

درد خصوصاً ٹینس کھیلنے والوں میں (Tennis elbow)

(1) آرجٹم میٹ 30 (2) کالیا 30 (3) رَس ٹاکس 30

لائیکوپوڈیم 30   کاسٹیکم 30   برائی اونیا 30

وسکم البم 30   کاسٹیکم 30   مرک سال 30

کیڑے، آنتوں کے   دیکھیں پیٹ کے کیڑے

کیڑوں کے ڈنک، بھڑ، شہد کی مکھی، مچھر، پِسّو وغیرہ (Insect bites)

(1) لیڈم 30 (2) زخم پر کیتھرس Q یا

ایپس 30   اریٹیکا یورنز Q لگائیں

آرنیکا 30

کیل ، مہاسے   دیکھیں   ایکنی

کیلائیڈ (پرانے مندمل شدہ زخم کے نشان کی سوزش و سوجن)   (Keloid)

گریفائٹس   قلیل مدت کا مرض   30

سبائنا   (بیرونی طور پر تھوجا Q لگائیں)   30

سلیشیا   30

فلورک ایسڈ :   کیلائیڈ، پرانا یا مزمن مرض   30

کینسر ، سرطان ، نئی افزائشیں (Cancer, neoplasia)

(کارسینوس، سیکارئنم، میڈورینم بطور نوزوڈ استعمال کریں)

(۱)   آرسینک البم   30   (۲)   کنڈورینگو   30

آیوڈم   30   اسٹیریا رومن   30

تھوجا   30   کریازوٹ   30

کالی آیوڈ   30   ہائڈراسٹس   30

(۳)   کالی سایانیٹم   30

کالی میور   30

ہائڈراسٹس   30

کاربو اینیمیلس   (Carcinoma breasts) چھاتیوں کا کینسر   30

ہائڈراسٹس   30

کونیم   30

درد (کینسر کے باعث)   آرسینک الم   30

یوفوریم   30

ہائڈراسٹس   30

رحم کا کینسر (Carcinoma uterus)   آرم میور نیٹرونیٹم   30

سیکیل کارن   30

آیوڈم   30

کولون (بڑی آنت) کا کینسر (Carcinoma colon)

کالی پر میٹگانم   30

کالی میور   30

اریٹکا یورنز   30

معدہ کا کینسر (Carcinoma stomach)

آرسینک الم   30

کنڈورینگو   30

ہڈیوں کا کینسر

آرم آیوڈ   30

فاسفورس   30

سمفائی ٹم   30

کینہ پرور   نکس وامیکا   30

سٹرامونیم   30

قبض (Constipation)

الیومینا	30	(۲)	نکس وامیکا	30 (۱)
پلمبم	30		نفتھالین	30
ہائیڈراسٹس	30		ہائیڈراسٹس	30

(اوپیم 200 ہفتہ وار)

آنتوں کی سستی اور خشکی کی وجہ سے

ایسکولس	30
کولنسونیا	30
پلمبم ایسیٹ	30

خواتین میں قبض کا مرض

ایسافوٹیڈا	30
گریفائٹس	30
پلاٹینا	30

خواہش بار بار لیکن تسلی بخش اخراج نہ ہو

نکس وامیکا	30
پلاٹینا	30
نیٹرم میور	30

خواہش ہی نہ ہو

الیومینا	30
برائیونیا	30
اوپیم	30

فضلہ خشک ہو

امونیا 30

میگ میور 30

نیٹرم میور 30

فضلہ خشک مینگنیوں جیسا

(١) ایلومینا 30 (٢) پلمبم میٹ 30

نکس وامیکا 30 گریفائٹس 30

فضلہ خشک، کسی ذریعے سے نکالنا پڑے

(١) اوپیم 30 (٢) سلینیم 30

پلمبم 30 سلیشیا 30

نرم فضلہ بھی مشکل سے خارج ہو (مقعد کی کمزوری کے باعث)

پلاٹینا 30

اناکارڈیم 30

چیلیڈونیم 30

قبض کے ہمراہ دوسرے امراض
(Constipation-concomitants)

بواسیر (Haemorrhoids or piles) ایلوز 30

کلکیریا فلور 30

نکس وامیکا 30

کانچ نکلنا (Anal proalpse) ایسکولس 30

اگنیشیا 30

پوڈوفائلم 30

مقعد میں مستقل درد (Proctalgia) ایسکولس 30

اگنیشیا 30

نائٹرک ایسڈ 30

قتل، قتل کر دینے کی خواہش ہو

ہایوسائمس 30

آرسینک الب 30

آیوڈم 30

قتل کرنے کی خواہش، قریبی عزیزوں کو

نکس وامیکا 30

بیلاڈونا 30

ہایو سائمس 30

قتل کرنے کی کوشش کرے غصہ میں

ہایو سائمس 30

نکس وامیکا 30

قریب آنا،کسی کا بھی برداشت نہ کر سکے

کیمولا 30

سائنا 30

کیوپرم میٹ 30

قسمیں کھانے کی عادت

اناکارڈیم 30

لیلیم ٹگ 30

نائٹرک ایسڈ 30

قولنج (Colic) دیکھیں درد اور پیٹ درد

قوتِ حیات کی کمی (Lack of vitality)

سلفر 30 (۱)	سورائنم 200 (۲)	
کیپسیکم 30	ہفتہ وار	

قے ، متلی (Nausea, vomiting)

قے اور متلی کی درجنوں وجوہات ہیں جن میں معدہ کی سوزش و السر، آنتوں کی سوزش و السر، جگر و پتے کی پتھریاں و سوزش اور یرقان، لبلبے کی سوزش، پٹھوں میں انفکشن، حمل، دواؤں کا استعمال اور نفسیاتی امراض خصوصاً قابلِ ذکر ہیں۔

دودھ سے قے یا متلی

ایتھوزا	30
میگ کارب	30
مرک سال	30

دورانِ حمل (Morning sickness)

اپیکاک	30
سیپیا	30

سفر سے متلی، الٹی (زمینی، سمندری، ہوائی سفر) (Travel sickness)

(سفر سے پہلے اور دوران استعمال کریں)

کاکولس	30
نکس وامیکا	30
پٹرولیم	30

کسی بھی مشروب یا پانی سے متلی و قے

آرسینک البم	30
کیتھرس	30
اپیکاک	30

کھانے یا پینے سے متلی وقے

آرسینک البم	30
اپیکاک	30
برائیونیا	30

معدے کی خرابی یا سوزش کے باعث

(۱) آرسینک البم	30	(۲) اپیکاک	30
نکس وامیکا	30	پلسٹلا	30

وقے ـ اقسام (Vomiting-Types)

اکائیاں ہوں اور الٹی نہ آئے: اپیکاک 200

تیزابی، کھٹی قے

کلکیریا کارب	30
آئرس ورس	30
نیٹرم فاس	30

خون کی قے (Haematemesis)

آرسینک البم	30
فیرم فاس	30
ہامیلیس	30

شدید کمزوری و غشی کے ہمراہ

آرسینک البم	30
ٹیباکم	30
لوبیلیا انفلاٹا	30

صفراوی قے (سبز یا پیلے رنگ کی)

برائیونیا	30
کارڈس ایم	30
چیلیڈ ونیم	30

گالوں پر زرد کاٹھی یا تتلی نما نشان   سیپیا   30

(Systemic lupus erythematosus)   ہیلونیاس   30

سی سی فیوگا   30

گالیاں دے (Abusive) :   اناکارڈیم   30

گانا ۔ عریاں قسم کے گانے گائے :   ہایوسائمس   30

گانے کی شدید رغبت ہو   ہایوسائمس   30

کروکس   30

سٹرامونیم   30

گاتے وقت تکلیف میں اضافہ ہو   کاربو ویج   30

نکس وامیکا   30

سٹینم   30

گاؤٹ، نقرس، گٹھیا (Gout)

خون میں یورک ایسڈ (Uric acid) کی مقدار بڑھنے سے پیدا ہونے والا جوڑوں کا مرض جس میں جوڑوں کی سوزش، سوجن اور درد کی علامات ظاہر ہوتی ہیں۔ جوڑوں کی ہڈیوں کو آپس میں جوڑنے والی ریشہ دار ڈوریوں (Tendons) اور پٹھوں (Ligaments) کی سوزش (Tenosynovitis) برسہ (Bursa) کی سوزش (Bursitis)، چاک نما یورک ایسڈ کا جوڑوں وغیرہ میں اکٹھا ہونا (Tophaceous deposits) اور گردے میں پتھریاں بننا (Urolithiasis) اور گردے کے امراض بھی اس سے لاحق ہو سکتے ہیں۔ اس کے اسباب میں موروثی

استعداد ، ورزش نہ کرنا، آرام دہ و پر تعیش زندگی، لحمیات (پروٹین) زیادہ کھانا، موٹاپا اور شراب نوشی زیادہ اہم ہیں۔ سترہ فی صد مریضوں میں پاؤں کے انگوٹھے کا جوڑ (Meta-tarso-phalyngeal joint) سب سے پہلے متاثر ہوتا ہے جس میں شدید درد اور سوجن ہو جاتی ہے۔ اس کے بعد ٹخنہ (Ankle joint)، پھر گھٹنے (Knee joint) پھر ہاتھوں پاؤں کے چھوٹے جوڑ، کلائی اور کہنی کے جوڑ مبتلائے مرض ہوتے ہیں۔ درد کا حملہ عموماً رات کو نیند میں ہوتا ہے۔

(۱)	لیڈم	30	(۲)	نکس وامیکا	30
	برائیونیا	30		کالچی کم	30
	رس ٹاکس	30		مرک سال	30

(۳)   اریٹکا یورنز Q کے 10 قطرے دن میں تین بار پانی میں ملا کر پلائیں۔

یورک ایسڈ کے جوڑوں اور کان کے بیرونی حصہ میں جمع ہونے سے گٹھلیاں بننا (Gouty nodositis, tophi)

امونیا فاس 30

لائیکوپوڈیم 30

کالو فائلم 30

گرمی سے تکالیف

پلسٹلا 30

کالی میور 30

کاربو ویج 30

گرمی سے کمزوری

(۱) کالی سلف 30   (۲) سلینیئم 30

ایسٹم کروڈ 30

گرمی سے افاقہ ہو   آرسینک البم   30

نکس وامیکا   30

ہیپر سلفر   30

گرمی کی لہریں، محسوس کرے

(۱)   کلکیریا کارب   30   (۲)   یکیس   200

نیٹرم سلف   30   ایک بار روزانہ

سیپیا   30

گردوں کے امراض (Diseases of kidneys)

البیومن یوریا، بول زلالی (پیشاب میں البیومن نامی پروٹین خارج ہونا)

(Albuminuria)   آرسینک البم   30

کالمیا   30

مرک کار   30

پتھریاں (Kidney stones, renal calculi)

تمام اقسام کے لئے   بربرس ولگیرس   30

ہائڈرانجیا   30

پریرا بریوا   30

فاسفیٹ کی بنی پتھریاں (Phosphate stones)

(۱)   کلکیریا فاس   30   (۲)   ایسڈفاس   30

کیلشیم آگزلیٹ کی پتھریاں: بربرس ولگیرس Q یا   30

پتھریاں بننے کی استعداد کو ختم کرنے کے لئے

(۱)   کلکیریا ریٹالس   30   (۲)   کلکیریا کارب   30

گردے کا پھوڑا (Peri-nephric abscess)   بیلاڈونا   30

ہیپر سلفر   30

مرک سال   30

درد گردہ (Renal colic)

خاص ادویہ :   بیلاڈونا، بربرس ولگیرس، کینتھرس، ڈائسکوریا، لائکوپوڈیم،

نکس وامیکا، سارسا پریلا، سالیڈیگو، اپی جیا، ہائیڈرانجیا

تمام امراض، سوزش اور پتھری سے درد کے لئے مجرب

(۱)   بربرس ولگیرس   30   (۲)   کینتھرس   30

سارساپریلا   30   لائکوپوڈیم   30

درد گردہ، بائیں طرف زیادہ ہو   بربرس   30

کینتھرس   30

نیاکم   30

درد گردہ، دائیں طرف زیادہ ہو

(۱)   لائکوپوڈیم   30   (۲)   اوسی مم کین   30

نکس وامیکا   30   سارساپریلا   30

یوریمیا، شدید سمیتِ بولی (Uraemia, kidney failure)

گردوں کا فعل معطل ہونے سے خون میں لحمیات (Proteins) سے بننے والے

اجزا (یوریا، یورک ایسڈ وغیرہ) کی مقدار بڑھ جانے سے زہریلے اثرات پیدا

ہونا۔ متلی، قے، سر درد، چکر آنا، نظر کا دھندلا پن، بے ہوشی، جھٹکے لگنا، سانس میں بو
آنا، اس کی خصوصی علامات ہیں۔ اس مرض میں گردے خون کو صاف نہیں کر سکتے جس کی
وجہ سے زہریلے مادے جسم سے باہر نہیں نکل سکتے اور مندرجہ بالا تکالیف پیدا کرتے ہیں۔

کیوپرم آرس 30

ہیلی بورس 30

ٹیری بن تھینا 30

یوریمیا سے بے ہوشی (Uraemic coma)

امونیا کارب 30

ہیلی بورس 30

مارفین 30

یوریمیا سے سوجن، استسقا (Uraemic oedema)

(۱) ایپس 30   (۲) اوپوسائنم 30

آرسینک البم 30   ہیلی بورس 30

ڈجی ٹیلس 30

یوریمیا سے قے (Uraemic vomiting)

(۱) آرسینک البم 30   (۲) آرسینک آیوڈائڈ 30

اپیکاک 30   کریازوٹ 30

نکس وامیکا 30

یوریمیا سے پیشاب بننا بند ہو جانا (Anuria)، گردے فیل ہوں

(۱) ایپس 30   (۲) لائکوپوڈیم 30

کینتھرس 30   ڈجی ٹیلس 30

کیوپرم آرس 30   سولیڈیگو 30

یوریمیا سے جھٹکے لگنا، تشنج بولی (Uraemic vomiting)

سائی کوٹا	30	
کیوپرم آرس	30	
مرک کار	30	

سوزش گردہ، انفکشن (Nephritis)، حاد یا شدید

(۱)	اپس	30	(۲)	کیوپرم آرس	30
	آرم میور	30		مرک کار	30
	بربرس ولگیرس	30		میری بتھینا	30
				کینتھرس	30

سوزش گردہ، جسم پر سوجن یا استسقا (Oedema) کے ہمراہ

(۱)	اپس	30	(۲)	ایپوسائنم سی	30
	آرسینک البم	30		ہیلی بورس	30
	ڈجی ٹیلس	30			

سوزش گردہ، یوریمیا کی علامات کے ہمراہ

(۱)	کاربالک ایسڈ	30	(۲)	ہیپر سلفر	30
	چائنا سلف	30		مرک کار	30

سوزش گردہ حاد سے، گردے سکڑ جانا (Atrophy of kidney)

(۱)	آرسینک البم	30	(۲)	چائنا سلف	30
	آرم میور	30		ڈجی ٹیلس	30
	مرک کار	30		پلسم	30

گردوں کا فعل معطل (فیل) ہونے سے پیشاب نہ بننا (Anuria)،

ایسے مریض جن کو خون صاف کرنے کے لئے مشینی گردے (Dialysis) کی ضرورت ہو

(۱) ایپس 30 (۲) لائیکوپوڈیم 30

کینتھرس 30 ڈجیٹیلس 30

کیوپرم آرس 30 سولیڈیگو 30

گردے کے حوض (Pelvis) کی سوزش (Pyelitis)

حاد (۱) آرسینک البم 30 (۲) بیلاڈونا 30

کاربوویج 30 مرک کار 30

حاد، پتھریوں کی وجہ سے

ہائیڈرانجیا 30

لائیکوپوڈیم 30

یووا ارسی 30

مزمن (۱) کوپائیوا 30 (۲) بربرس ولگیرس 30

چمافیلا 30 جونی پیرس 30

گلہڑ، گوائٹر، تھائی رائڈ غدود کے امراض (Thyroid gland)

تھائی رائڈ کا فعل تیز ہو جانا، جس میں آنکھیں باہر کو ابھر آتی ہیں

(Hyperthyroidism, exophthalmic goitre)

اس کی اہم علامات میں جاگتے اور سوتے دونوں میں نبض تیز چلنا، دل کا دھڑکنا، انگلیوں کا کانپنا، وزن کم ہو جانا، اسہال، شدید کمزوری، بھوک زیادہ لگنا اور زیادہ کھانا مگر جسم کا گھلتے جانا اور غصہ بڑھ جانا ہیں۔

(۱) بیلاڈونا 30 (۲) بروم 30

کلکیریا کارب 30 آیوڈم 30

سپونجیا 30 ہائیڈراستس 30

تھائی رائڈ غدود کا فعل سست پڑ جانا (Hypothyroidism)

(۲) کیکٹس	30	(۱) بیلاڈونا	30
گلونائن	30	کلکیریا کارب	30
تھائی رائڈین	30	آیوڈم	30
(۴) آرسینک البم	30	(۳) پری مولا اوب	30
بطور مددگار دوا		تھائی رائڈین	30
		پچوٹرین	30

گلے کی تکالیف (Diseases of throat)

آواز پیدا کرنے والے حصے (Larynx) کی سوزش سے آواز بیٹھ جانا

(۲) بیلاڈونا	30	(۱) ایکونائٹ	30
مرک کار	30	فیرم فاس	30
کاسٹیکم	30	ہپر سلفر	30
سپونجیا	30		

گلے یا حلق (نرخرہ) کی سوزش مع درد (Pharyngitis)

کھانسی اور الرجی کی علامات

(۲) برائٹا کارب	30	(۱) بیلاڈونا	30
مرک سال	30	ہپر سلفر	30
یوکلپٹس	30	اپیکاک	30

سوزش و درد، بخار کے ہمراہ

بیلاڈونا	30

30   جیلسیمیم

30   بیپٹیشیا

سوزش و درد ، گلے کی خشکی کے ہمراہ

30   الیومینا

30   کالی بائی

30   نکس وامیکا

ٹانسلز کی سوزش   دیکھیں ٹانسلز

ناک کے پچھلے حصے سے ملحق گلے کے امراض (Nasopharynx)

سوزش ، حادیا شدید   ایکونائٹ   30

30   کالی بائی

30   مرک کار

سوزش ، مزمن

30   ہائیڈراسٹس

30   مرک کار

30   سپائی جیلیا

سوزش ، مزمن ، جس کے ہمراہ حلق میں ریشہ (کیرا) گرتا ہو (Post-nasal drip)

30   الیومینا

30   کالی بائی

30   سپائی جیلیا

سوزش ، مزمن ، مقرروں یا گانے والوں میں (Sore throat)

30   آرجنٹم نائٹ

ہیپر سلفر   30

فائسٹولاکا   30

نگلنے میں دقت ہو (Dysphagia)

ٹھوس اشیاء سے   بیپٹیشیا   30

نکس ماسکاٹا   30

مائع اشیاء سے : اگنیشیا   30

گھٹنے کے امراض   دیکھیں جوڑوں کے امراض

گردن، درد، اکڑاہٹ

سمی سی فیوگا   30

جیلسیمیم   30

لائیکو پوڈیم   30

دکھن

جیلسیمیم   30

کوئیم   30

گوائیکم   30

درد، گٹھیاوی

(۲) کلکیریا فاس   30   (۱) برائیونیا   30

کالمیم   30   گوائیکم   30

سمی سی فیوگا   30   رسٹاکس   30

کمزوری، سر کونہ سنبھال سکے   ابروٹینم   30

کالمیم   30

کالی کارب   30

324

مہرے کڑکنا، حرکت سے

کاکولس 30

نکس وامیکا 30

ایلوز 30

گستاخ، بد زبان

لائیکوپوڈیم 30

پلاٹینا 30

ور اٹرم البم 30

گھر سے دور، رہنے پر بیمار ہو جائے (Nostalgia. home-sickness)

کیپسیکم 30

اگنیشیا 30

ایسڈ فاس 30

گینگرین (Gangrene)

خون کی گردش کم یا بند ہونے سے جسم کے کسی حصے کا مردہ ہونا

تمام اقسام کے لئے مفید ایکنیشیا 30

یو فوریم 30

لیکیس 30

خشک گینگرین (Dry Gangrene) (جو بڑھاپے میں ہوتا ہے)

آر سینک البم 30

ایلیم سیپا 30

سیکیل کار 30

خون کی آمد و رفت یکدم رکنے سے '' ترگینگرین ''

| 30 | آرنیکا | (Wet gangrene) |

| 30 | لیکیسس |

| 30 | سلفیورک ایسڈ |

'' گیس گینگرین '' زخموں میں مٹی لگنے یا گیس بنانیوالے جراثیم (Welchii)

| 30 | داخل ہونے سے لاحق ہونے والا مرض سیکیل کار |

| 30 | آرسینک البم |

| 30 | کاربو ویج |

گیس، زہریلی گیس (کوئلوں یا گٹر) سے لاحق ہونے والے امراض

| 30 | امونیا کارب |

| 30 | بیلاڈونا |

| 30 | کافیا کروڈا |

لاکڑاکاکڑا (Chicken-pox)

| 30 | ایثم ٹارٹ |

| 30 | مرک سال |

| 30 | رس ٹاکس |

لبلبہ (Pancreas) کے امراض

ناقص فعل، ہاضمہ کے انزائم (Enzymes) کم پیدا ہونا

| 30 | آئرس ورس |

| 30 | مرک سال |

| 30 | پلسٹلا |

انسولن کم پیدا ہونا   نیٹرم سلف   30

کلکیریا فاس   30

آرسینک البم   30

لاعلاج - اپنے مرض کو لاعلاج سمجھے   آرسینک البم   30

کیلس   30

لالچی - قناعت نہ ہونا

لائیکوپوڈیم   30

آرسینک البم   30

لپیٹنا - گرم کپڑے لپیٹنے سے پرانے سر درد میں کمی ہو

(۱) سلیشیا   30   (۲) سٹرانشیم (Strontium)   200

میگ میور   30

لرزنا - اندرونی طور پر لرزہ جو دوسروں کو نظر نہ آئے : سلفیورک ایسڈ 30

لڑکھڑاتی چال (Staggering gait)

(۱) برائٹا کارب   30   (۲) ایلومینا   30

کونیم   30   جیلسیمیم   30

آرجنٹم نائٹ   30

لقوہ (Paralysis of face) بائیں طرف (Bell's palsy)

جیلسیمیم   30

کیڈمیم سلف   30

سینیگا   30

پیٹ کے بل لیٹنے سے افاقہ ہو

بیلاڈونا 30

کالو سنتھ 30

چیلیڈونیم 30

پیٹھ کے بل لیٹنے سے افاقہ ہو

برائیونیا 30

کلکیریا کارب 30

مرک کار 30

پیٹھ کے بل لیٹنے سے اضافہ ہو

نکس وامیکا 30

فاسفورس 30

لیکوریا، سیلان الرحم، سفید رطوبت آنا (Leucorrhoea)

(کلکیریا فاس 6X اور سیپیا 30 اس مرض کیلئے مجرب ہیں)

30	ایلومینا (۲)	30	(۱) کلکیریا فاس
30	سیپیا	30	کالی فاس
30	پلسٹلا	30	کالی سلف
(کریازوٹ 200 ہفتہ واردیں)		30	نیٹرم میور

بدبودار، متعفن

کریازوٹ 30

کاریو ویج 30

سیپیا 30

پیلا، زرد یا سفید

امونیا کارب 30

30   پلسٹلا

30   مرکیورس

جلن دار

30   سیپیا

30   یوریکس

30   کلکیریا سلف

چھوٹی بچیوں میں

30 کلکیریا کارب (۱)   (۲) کلکیریا فاس 30

30 مرکیورس   کیوبیبا 30

30 سائنا

خونی مواد

30   چائنا

30   کریازوٹ

30   سیپیا

متلی (Nausea)

درجہ اول کی دوا : اپیکاک   30 تا 200

لگاتار ، ختم نہ ہونے والی، ابکائیوں کے ہمراہ   اپیکاک 30

کیوپرم میٹ 30

آرسینک الٹم 30

بد ہضمی کے ہمراہ ، حرکت کرنے سے اضافہ ہو

30   برایونیا

30   نکس وامیکا

پلسٹلا 30

اسہال اور ماتھے پر ٹھنڈے پسینے وقت کے ہمراہ

ورائٹرم البم 30

ٹباکم 30

کلکیریا فاس 30

کھانے کے خیال یا اس کی خوشبو سے   کالکیریا 30

آرسینک البم 30

سیپیا 30

کار، بس، ریل، ہوائی یا بحری سفر سے   کاکولس 30

پٹرولیم 30

ٹباکم 30

حمل کے دوران   دیکھیں حاملہ کے امراض

مثانے کے امراض (Diseases of urinary bladder)

اکساہٹ یا خارش (Tenesmus, irritability)

(۱) بنزوئیک ایسڈ 30   (۲) یوپاٹوریم پرپ 30

کینتھرس 30   پیٹرو سلینم 30

ایکوی زیٹم 30   سٹافی سیگریا 30

اکساہٹ، خارش، خصوصاً خواتین میں، باربار پیشاب کی حاجت

(۱) یوپانوریم پرپ 30   (۲) مرک کار 30

سیپیا 30   کینتھرس 30

لیکم ثگ	30	جیلسیمیعم 30

بڑھاپے میں

پاپولس ٹرم	30
کوپائیوا	30
سٹافی سیگریا	30

پیشاب بلا ارادہ نکل جانا، قابو نہ رہنا (Enuresis)

جیلسیمیعم	30	(۲)	بیلاڈونا (۱) 30
کینتھرس	30		کاسٹیکم 30

پیشاب بلا ارادہ نکل جانا، دن کے دوران (Diurnal enuresis)

کاسٹیکم	30
ایکوئی زیٹم	30
فیرم فاس	30

رات کے دوران (Nocturnal eneuresis)

بیلاڈونا	30
کاسٹیکم	30
ایکوئی زیٹم	30

مثانے کے والو کے پٹھوں (Sphincter) کی کمزوری سے

بیلاڈونا	30
کاسٹیکم	30
ایکوئی زیٹم	30

پیشاب کی خواہش درد ناک، مثانہ میں درد (Urging, painful)

کینتھرس	30
مرک کار	30
نکس دامیکا	30

خون کا اخراج ، مثانے سے (Haematuria)   هامیلس   30

ملی فولیم   30

تھلاپسی   30

درد مثانہ ، جلندار (Burning pain)

(۱) ایکونائٹ   30   (۲) یووا ارسی   30

فیرم فاس   30   تھوجا   30

ٹیری بنتھینا   30   کیپسیکم   30

درد ، کاٹنے والا ، چھبن دار (Cutting, stitching)

ایکو نائٹ   30

کینتھرس   30

لائیکوپوڈیم   30

اعصابی درد ، اینٹھن والا (Neuralgic, spasmodic)

بیلاڈونا   30

لائیکوپوڈیم   30

سٹینی گیریا   30

سپرمیٹک کارڈ ، منی کی نالیوں کی طرف چلنے والا درد

کلیمیٹس   30

لیتھیم کارب   30

سپونجیا   30

سوزش مثانہ ، حاد یا شدید (Acute cystitis)

کاسٹیکم   30

ایکوی زیٹم   30

مرک کار   30

مزمن، سوزش مثانہ (Chronic cystitis)

(۱) بنزوئک ایسڈ 30   (۲) کینالس سٹائیو 30

کینتھرس 30   آرسینک البم 30

کاسٹیکم 30   مرک کار 30

فالج مثانہ (Paralysis of urinary bladder)

(۱) کاسٹیکم 200-30   (۲) آرسینک البم 200-30

جیلسیمیم 200-30   کینتھرس 200-30

آرنیکا 200-30   ایکوی زیٹم 200-30

کمزوری، پیشاب نہ روک سکنا، قطرہ قطرہ بہنا یا سلسل البول

(۱) کاسٹیکم 200-30   (۲) کینالس انڈیکا 200-30

جیلسیمیم 200-30   ایکوی زیٹم 200-30

سٹافی گیریا 200-30   ورباسکم 200-30

مرض میں اضافہ واسباب (Aggravations - causations)

بالمثل دوا کی تجویز (Selection) اور مریض کی تفرید (Individualisation)

کے سلسلے میں مرض کا سبب یا اس میں اضافہ یا کمی کا باعث بننے والے عوامل کلیدی اہمیت کے حامل ہیں اور شفابخشی کی نعمت کے حصول میں انتہائی ممد و معاون ہیں اگر کوئی معالج صرف ان پر عبور حاصل کرلے تو اس کی شفابخشی کی صلاحیتوں کو چار چاند لگ سکتے ہیں۔

اٹھنے سے

برائیونیا 30

کاکولس 30

نکس وامیکا 30

آرام طلبی سے یا بیٹھ کر کام کرنیوالے افراد کی تکالیف

نکس وامیکا 30

انا کارڈیم 30

برائیونیا 30

آوارہ یا جگہ تبدیل کرنے والی علامات

(۱) اگنیشیا 30 (۲) ٹیوبر کلینم یا

کالی بائی 30 لیک کین 200

پلسٹیلا 30 ہفتہ وار

آواز کے کثرت استعمال سے تکالیف

(اساتذہ، مقررین، گلوکار وغیرہ)

فاسفورس 30

سٹینم 30

ڈرو سرا 30

بولنے سے

آرجنٹم میٹ 30

کاکولس 30

سٹینم 30

بیٹھنے سے

برائیونیا 30

رس ٹاکس 30

لائیکوپوڈیم 30

پچھتاوے سے، ماضی کے کسی جرم پر (Mortification)

کالو سنتھ 30

لائیکوپوڈیم 30

شائی گیریا 30

تمباکو چبانے سے

آرسینک البم 30

دراٹرم البم 30

لائیکو پوڈیم 30

تمباکو نوشی کے باعث اور تمباکو نوشی کے دھوئیں سے

(۱) اگنیشیا 30 (۲) جیلسیمیم 30

سٹافی گیریا 30 اگنیشیا 30

کاولس 30 نکس وامیکا 30

جسم طولانی کے نصف کی تکالیف (جسم کے دائیں یا بائیں نصف حصے کی)

کیمو ملا 30

اگنیشیا 30

تھوجا 30

جماع سے

چائنا 30

کالی کارب 30

فاسفورس 30

جھکنے سے، آگے کی طرف

بیلاڈونا 30

کالمیا 30

نکس وامیکا 30

چربی، گھی والی، مرغن خوراک سے

سائیکلامن 30

پلسٹلا 30

کاربو ویج 30

چھونے سے اضافہ

بیلاڈونا 30

چائنا 30

ہیپر سلفر 30

حادامراض و ذہنی دباؤ

اینا کارڈ 30

چائنا آرسینک 30

ایسڈ فاس 30

حرکت سے یا جھٹکا لگنے سے

بیلاڈونا 30

برائیونیا 30

نکس وامیکا 30

دودھ سے

ایتھوزا 30

کاربو ویج 30

چائنا 30

ذہنی محنت سے

انا کارڈ 30

کا کولس 30

جیلسیمیم 30

روشنی سے اضافہ

بیلاڈونا 30

نکس وامیکا 30

کونیم 30

دن کے دوران اضافہ : میڈورائنم - 200 تا 1000 دو ہفتے بعد

رات کے دوران اضافہ   آرسینک البم   30

رس ٹاکس   30

پلسٹلا   30

(سفلینم - 200 ہفتہ وار)

رطوبات جسمانی (خون ، مادہ حیات وغیرہ) کے بہہ جانے سے

چائنا   30

کاربو وہج   30

ایسڈ فاس   30

سورج سے

جیلسیمیم   30

برائیونیا   30

پلسٹلا   30

سردی ، سرد موسم سے

کاسٹیکم   30

ڈلکس وامیکا   30

رس ٹاکس   30

سواری ، کار ، کشتی ، ہوائی جہاز وغیرہ   کاکولس   30

پٹرولیم   30

سینی کولا   30

غم سے

ایسڈ فاس   200-30

جیلسیمیم   200-30

اگنیشیا   200-30

کھڑے ہونے یا دیر تک کھڑے رہنے سے   سلفر   30

سائیکلامن   30

بربرس ولگیرس   30

گرمی سے

برائیونیا   30

پلسٹلا   30

مرکیورس   30

گرمی سے، بستر کی

سلفر   30

مرکیورس   30

پلسٹلا   30

گرم موسم سے

بیلاڈونا (۱)   30   (۲)   سفلینم   200

نیٹرم میور   30   ہفتہ وار

پوڈوفائلم   30

گرم کمرے میں

گلونائن   30

مرک سال   30

پلسٹلا   30

گیلے، پاؤں ہونے سے

رس ٹاکس   30

پلسٹلا   30

سلیشیا   30

لیٹنے سے اضافہ

آرسینک البم 30

پلسٹلا 30

رس ٹاکس 30

لیٹنے سے ، بائیں کروٹ پر

کیکٹس 30

سپائی جیلیا 30

فاسفورس 30

لیٹنے سے ، دائیں کروٹ پر

میگ میور 30

مرک سال 30

رس ٹاکس 30

مرطوب فضا یا نمی والی رہائش سے

ارانیا ڈائی ڈیما 30

ڈلکامارا 30

نیٹرم سلف 30

مچھلی کھانے سے

نیٹرم سلف 30

اڈیکا یورنس 30

گریفائٹس 30

محدود علامات (Localised symptoms) جسم کے کسی ایک چھوٹے حصے کا درد یا اس ہونا جو ایک انگلی سے ڈھانپا جا سکے

انیشیا 30

کالی بائی 30

کافیا کروڈا 30

منشیات سے

کیمو ملا	30
نکس وامیکا	30
کافیا کروڈا	30

میٹھی اشیاء سے

(۲) میڈورائنم 200	(۱) آرجنٹم نائٹ 30
ہفتہ وار دیں	لائیکوپوڈیم 30
	زنکم میٹ 30

ہوا، ٹھنڈی اور خشک سے

ایکونائٹ	30
برائیونیا	30
رسٹاکس	30

مرض میں کمی یا افاقہ (Ameliorations)

آرام کرنے سے

برائیونیا	30
کالی کم	30
نکس وامیکا	30

بلغم کے اخراج سے

سٹینم	30
انٹم ٹارٹ	30
زنکم میٹ	30

ننگے کی ہوا سے

کاربو ویج	30
چائنا	30
آرجنٹم نائٹ	30

پاؤں، ٹھنڈے یا برف کے پانی میں ڈالنے سے

لیڈم 30

یسکیل کار 30

خشک موسم میں

کلکیریا کارب 30

پیٹرولیم 30

امونیا کارب 30

دبانے سے

برائیونیا 30

چائنا 30

پلسٹلا 30

دوہرا ہونے سے

کالو سنتھ 30

میگ فاس 30

ایلیوز 30

گرمی کے موسم میں

ایلیومینا 30

کلکیریا فاس 30

فیرم میٹ 30

گرمی سے

(۱) آرسینک الب 30   (۲) کیپسیکم 30

ہپر سلفر 30   زیرو فائلم 30

میگ فاس 30

لیٹنے سے

(۱) بیلاڈونا 30   (۲) نکس وامیکا 30

برائیونیا 30   پلسٹلا 30

لیٹنے سے ، بائیں کروٹ پر

(۱) نیٹرم میور 30   (۲) میوریٹک ایسڈ 30

سٹینم 30   بطور مددگار دوا

اگنیشیا 30

لیٹنے سے ، درد والی کروٹ پر

برائیونیا 30

کالو سنتھ 30

پلسٹلا 30

لیٹنے سے ، دائیں کروٹ پر

فاسفورس 30

سلفر 30

نیٹرم میور 30

سردی سے

(۱) برائیونیا 30   (۲) سیکیل کار - 200

لیڈم 30   ہفتہ وار

فاسفورس 30

سرد پانی سے

برائیونیا 30

کاسٹیکم 30

لیڈم 30

سر، لپیٹ کر گرم رکھنے سے

(۱) ہپر سلفر 30 (۲) سورائنم 200

فاسفورس 30 ہفتہ وار

سلیشیا 30

فاقہ سے

اناکارڈ 30

چیلیڈونیم 30

اگنیشیا 30

مشروبات، گرم سے

لائیکوپوڈیم 30

سپونجیا 30

آرسینک البم 30

ورزش سے

رس ٹاکس 30

پلمبم 30

سیپیا 30

ہوا، ٹھنڈی و کھلی سے

چائنا 30

لائیکوپوڈیم 30

پلسٹلا 30

ہوا، ٹھنڈی، کھڑکی کھلی رکھنا ضروری ہو

آرجٹم نائٹ 30

پلسٹلا 30

سلفر 30

مرگی ، صرعِ کبیر و صغیر وغیرہ (Epilepsy: Grand mal & Petit mal)

تمام اقسام کے لئے مفید مرکب

بیلاڈونا	30
کیوپرم میٹ	30
ایتھوزا	30

بچوں کی مرگی ، ام الصبیان ، بچوں کو بخار سے ہونے والے جھٹکے

ایتھوزا	30
اونتتھی کروکاٹا	30
بیلاڈونا	30

پیٹ کے کیڑوں کی وجہ سے

سائنا	30
سٹینیم	30
ٹیوکریم	30

چوٹ لگنے سے ، سر یا گردن پر

(۱) نیٹرم سلف	30	(۲) میلی لوٹس	200
کونیم	30	ہفتہ وار دیں	
کیوپرم میٹ	30		

صرعِ کبیر ، جس میں چیخ جیسی آواز نکلے (Grandmal epilepsy)

کیوپرم میٹ	30
ہائیڈرو سیانک ایسڈ	30
بیلاڈونا	30

خوف ، غصہ و غم وغیرہ کے سبب

30   آرجنٹم نائٹ

30   اگنیشیا

30   کیموملا

مجرد پن یا کنوارہ رہنے کے بد اثرات : کونیم 30

محبت ، قریبی عزیزوں بیوی پھول سے ختم ہو : سیپیا 200-30

محبت میں ناکامی و غم کے برے اثرات

(۱) ایسڈ فاس 30   (۲) آرم میٹ 30

اگنیشیا 30   کلکیریا فاس 30

محتاط ، بہت زیادہ محتاط

نکس وامیکا 30

پلسٹلا 30

مدہوشی، غنودگی (کسی بھی سبب سے) (Dizziness)

(۱) رس ٹاکس 30   (۲) اوپیم 200-

پیٹیشیا 30   ہفتہ وار دیں

نکس وامیکا 30

مذہب ، سے بیگانگی ہو

اناکارڈ 30

کالوسنتھ 30

مذہبی جنون

سلفر 30

ویراٹرم البم 30

مزاج (Mood) بدلتا رہے ، کبھی خوش کبھی ناخوش

اگنیشیا ۔۔۔۔۔۔۔۔ 30

کروکس ۔۔۔۔۔۔۔۔ 30

پلسٹلا ۔۔۔۔۔۔۔۔ 30

چڑچڑا، جھگڑالو، بدخو

نکس دامیکا ۔۔۔۔۔۔۔۔ 30

کالو سنتھ ۔۔۔۔۔۔۔۔ 30

کیمو ملا ۔۔۔۔۔۔۔۔ 30

نرم مزاج، آسانی سے رو دینے والا : پلسٹلا   200-30

مایوسی، ناامیدی

پلسٹلا ۔۔۔۔۔۔۔۔ 30

سی سی فیوگا ۔۔۔۔۔۔۔۔ 30

(سورائنم 200 ہفتہ واردیں)

مطمئن، غیر مطمئن، ہر بات سے ناخوش :   سلفر ۔۔۔۔۔ 30

اناکارڈیم ۔۔۔۔۔۔۔۔ 30

نیٹرم میور ۔۔۔۔۔۔۔۔ 30

مستقبل، مستقبل کے بارے میں تشویش

برائونیا ۔۔۔۔۔۔۔۔ 30

کلکیریا کارب ۔۔۔۔۔۔۔۔ 30

چائنا سلف ۔۔۔۔۔۔۔۔ 30

مسوڑھے ، دانت (Gums & teeth)

پیپ و خون ، مسوڑھوں کی سوزش (Pyorrhoea alveolaris)

مرک سال	30
شافی گیریا	30
سلیشیا	30

پھوڑا ، دانت کی جڑ میں سوزش (Gum boil)

(۲) شافی گیریا	30	(۱) ایکو نائٹ	30
سلیشیا	30	ہیکلا لاوا	30
		مرک سال	30

خون بہے ، برش کرنے یا کھانے سے

آرسینک البم	30
کاربو ویج	30
مرک وائیوس	30

خون بہنا ، دانت نکلوانے کے بعد

ہما میلس	30
کریازوٹ	30
فاسفورس	30

درد ، حساس ، گرم سرد لگنا ، سوزش (Gingivitis)

کاربو ویج	30
کریازوٹ	30
مرک کار	30

زخم، السر، چھالے، پک جانا   مرک کار   30

کریازوٹ   30

فاسفورس   30

نرم، اسفنجی، اپنی جگہ سے پیچھے ہٹ جانا (سکروی) (Scurvy)

آرسینک البم   30

کاربو ویج   30

شافی گیریا   30

مشت زنی، خود لذتی، استمنا بالید (Masturbation)

برے اثرات، کمزوری، جنسی کمزوری، عضو کی کجی، لاغری

کونیم   30

لائیکوپوڈیم   30

شافی گیریا   30

شدید خواہش، مردوں میں

اناکارڈ   30

سلیکس و امیکا   30

سلفر   30

شدید خواہش، عورتوں میں

اوری گینم   30

کلاڈیم   30

مطالعہ، پڑھنا لکھنا مشکل، توجہ مرکوز نہ کر سکے   سلیکس و امیکا   30

سلفر   30

مقدس، خود کو مقدس ہستی سمجھے   کینابس انڈیکا   200-30

سٹرامونیم   200-30

مقعد کے امراض (Diseases of rectum)

درد، سوزش (Proctitis)   ایلوز   30

کولنسونیا   30

مرک کار   30

زخم، شگاف، شقاق مقعد، شدید درد (Fissure of anus)

ریٹانیا   200-30

معدہ کے امراض (Diseases of stomach)

پھیل جانا، فعلی سستی پیدا ہونا (Dilatation, gastroptosis)

ہائیڈراسٹس   30

نکس وامیکا   30

کالی بائی   30

جریان خون، خون کی الٹیاں آنا (Haematemesis)

(۱) ہامیلس   200-30   (۲) فاسفورس   30

ملی فولیم   200-30   آرسینک البم   30

ٹریلیم   200-30   چائنا   30

(۳) اپیکاک   200-30

کریازوٹ   200-30

نائٹرک ایسڈ   200-30

معدے کے منہ کا درد اور سکڑ جانا
(Contraction of cardiac orifice)

اناکارڈ 30

برائٹا میور 30

الیومینا 30

معدے کے نچلے سوراخ (Pylorus) کا ورم، درد

ہپر سلفر 30

لائیکوپوڈیم 30

یورینیم نائٹ 30

معدے کے نچلے سوراخ کا سکڑ جانا (Pyloric stenosis)

چائنا 30

نکس وامیکا 30

فاسفورس 30

معدے کا درد (Gastric pain)

شدید بھوک لگنے جیسا درد

آرجنٹم نائٹ 30

پلسٹلا 30

یورینیم نائٹ 30

جلن دار درد (Burning)

(۱) آرسینک البم 30   (۲) کیپسیکم 30

کاربو ویج 30   روبینیا 30

نکس وامیکا 30   کلکیریا کارب 30

فم معدہ میں درد (Epigastric pain)

| 30 | ہائیڈراسٹس (۲) | 30 | (۱) ایبز نائگرا |
| 30 | نکس وامیکا | 30 | ڈائسکوریا |

قولنجی، مروڑ والا درد (Colicky, crampy)

| 30 | کاربو ویج (۲) | 30 | (۱) آرجنٹم نائٹ |
| 30 | کالو سنتھ | 30 | بسمتھ |

کاٹنے والا، دوروں میں، تشنجی (Cutting, paroxysmal)

| 30 | کالو سنتھ (۲) | 30 | (۱) برائٹاکارب |
| 30 | کیوپرم ایسیٹک | 30 | چائنا آرس |

معدے کا درد، اضافہ (Gastric pain - Aggravations)

خالی پیٹ

30	انا کارڈ
30	پٹرولیم
30	سائنا

کھانے سے

30	آرجنٹم نائٹ
30	برائیونیا
30	نکس وامیکا

کمی، دباؤ سے (Ameliorations)

30	پلمبم ایسیٹک
30	فلورک ایسڈ
30	برائیونیا

سیدھا کھڑے ہونے یا پیچھے جھکنے سے   ڈائسکوریا   30

بیلاڈونا   30

کھانے سے

انا کارڈ   30

چیلیڈونیم   30

پٹرولیم   30

معدے کا ورم ، سوزش (Gastritis)

حاد ، شدید ، کسی بھی وجہ سے   آرسینک البم   30

نکس وامیکا   30

بیلاڈونا   30

پلسٹلا   30

حاد ، آنتوں کی تکالیف کے ہمراہ

آرسینک البم   30

کیوپرم میٹ   30

نکس وامیکا   30

حاد ، شراب پینے سے

آرسینک البم   30

کیوپرم میٹ   30

نکس وامیکا   30

مزمن ، سوزش

نکس وامیکا   30

فاسفورس   30

کالو سنتھ   30

چائنا سلف   ملیریا بخار (Malaria fever)   30

نیٹرم میور   30

آرسینک البم   30

مقررہ مدت کے بعد ، ہر ہفتے ، ہر ماہ یا سال (Periodical)

آرسینک البم   30

چائنا   30

یوپاٹوریم پرپ   30

بچاؤ یا حفظِ ماتقدم کیلئے (Prophylactic or preventive)

(۱)   ملیریا آف 200   ہر پندرہ دن بعد

(۲)   چائنا سلف - 30   ہر ہفتے میں دو بار ، ملیریا کے موسم میں دیں

منشیات (Narcotics)

افیون کھانے کی عادت ترک کرنے اور برے اثرات کے لئے

(۱) ورائٹرم البم 200-30   (۲) آرسینک البم 200-30

نکس وامیکا 200-30   کیپسیکم 200-30

(۳)   ایوینا سائیوا Q بیس قطرے دن میں چار مرتبہ نیم گرم پانی میں ملا کر دیں

ہیروئن پینے کی عادت یا نشہ (Heroin addiction)

Q   ایوینا سائیوا

Q   پیسی فلورا

15 قطرے دونوں ، نیم گرم پانی میں ملا کر دن میں چار مرتبہ دیں ۔

ہیروئن کی عادت ترک کرنے کے بعد پیدا ہونے والی جسمانی و ذہنی علامات و

کیفیات کو مد نظر رکھ کر بالمثل دوا تجویز کریں۔ ان ادویہ میں کیمومِلا ، ایوِینا سٹائیوا ، پیپسی فلورا، کالی فاس ، میگ فاس ، ہایوسائنمس قابل ذکر ہیں۔

منہ کے امراض (Diseases of mouth-internal part)

السر ، زخم ، چھالے ، منہ آنا ، سوزش (Stomatitis, ulcers)

(۲) بوریکس	30	(۱) مرک سال	30
مرک کار	30	آرسینک البم	30
نائٹرک ایسڈ	30	ہپر سلفر	30

(یورو گلیسرین منہ میں لگائیں)

بدبو اور رال بہے

مرک سال	30
برائٹا کارب	30

خشکی (Dryness)

آرسینک البم	30
برائیونیا	30
لائیکوپوڈیم	30

خون آنا ، دانت نکلوانے کے بعد

فاسفورس	30
نیٹرم میور	30
آرنیکا	30

درد ، مصنوعی دانتوں کی پلیٹ سے

الیومن	30
بوریکس	30

غدود، تھوک بنانے والوں کی سوزش (Sialadenitis)

ہپر سلفر	30
مرک سال	30
میوریٹک ایسڈ	30

منہ، بیرونی حصہ (Mouth - external part)

خارش، دانے منہ کے گرد

آرسینک البم	خارش، دانے منہ کے گرد	30
گریفائٹس		30
نیٹرم میور		30

زخم، السر، کٹی پھٹی جلد

اینٹم کروڈم	30
ہپر سلفر	30
نائٹرک ایسڈ	30

منہ، ہونٹ (Mouth-lips)

اندر سے پکنا، چھالے بننا

مرک سال	30
بوریکس	30
نائٹرک ایسڈ	30

خشکی

برائیونیا	30
نیٹرم میور	30

کونے کٹے پھٹے، درد، نچلے ہونٹ کے درمیان میں ایک گھاؤ

نیٹرم میور	30

کالی میور	30
ہیپر سلفر	30

سوجن، اوپر والے ہونٹ کی

ہیپر سلفر	30
ایپس	30
کلکیریا فاس	30

سوجن، نچلے ہونٹ کی

پلسٹلا	30
سیپیا	30
کالی فاس	30

سن ہو، سر سراہٹ ہونا

ایکونائٹ	30
نیٹرم میور	30
ایکنیشیا	30

کالی رنگت

آرسینک البم	30
مرک کار	30
برائیونیا	30

(واِپرا 30 بطور مددگار دوا)

نیلی رنگت

کیوپرم میٹ	30
درائٹرم البم	30
کاربو دیج	30

357

ہونٹوں کو کھینچے یا دانتوں سے کاٹے حتیٰ کہ خون نکل آئے

30	آرم ٹریفائلم
30	زنکم میٹ
30	ہیلی بورس

منی (Semen)   اس کا 60 فیصد منی کی تھیلیوں (Seminal vesicles) میں پیدا ہوتا ہے۔ 40 فیصد منی کی نالیوں اور پیشاب کی نالی کے میوکس غدودول اور پراسٹیٹ کی رطوبات ہوتی ہے جن میں سٹرک ایسڈ (Citric acid)، کیلشیم، ایسڈ فاسفے ٹیز (Acid phosphatase) جماتے والا انزائم اور پتلا کرتے والا انزائم شامل ہوتے ہیں۔ خصیوں میں سے سپرم اس میں شامل ہو جاتے ہیں۔ جوش کے وقت عضو سے تھوڑی مقدار میں نکلنے والی لیس دار رطوبت مذی یاودی ہوتی ہے جو کہ پیشاب کی نالی کے غدودوں میں سے نالی کو اندر سے گیلا کرنے کے لئے خارج ہوتی ہے منی کی تھیلیوں کی رطوبت انزال کے آخر میں خارج ہوتی ہے اور پیشاب کی نالی میں سے تمام سپرم کو باہر خارج کردیتی ہے۔

منی کا اخراج، عضو، مخصوص کی ایستادگی کے بغیر

30	کلکیریا کارب	(۲)	30	ایگنس کاسٹ	(۱)
30	نیٹرم فاس		30	کونیم	
30	سٹافی سیگریا		30	لائیکوپوڈیم	

اخراج، جس کے بعد چڑ چڑا پن ہو

30	آرم میٹ
30	کلکیریا کارب
30	نکس وامیکا

احتلام (Nocturnal emission)، جریان (Spermatorrhoea)، سرعت انزال (Premature ejaculation)، جن سے کمزوری ہو

(۱) کینتھرس   30   (۲) جیلسیمیم   30

شافی گیریا   30   ایناکارڈ   30

پلسٹلا   30   ایسڈ فاس   30

(۳) چوٹی کی دوا آئیوڈیم ۔ 30   (۴) ایوینا سٹائیوا Q تین مرتبہ

احتلام، جریان، سرعت انزال، دماغ اور ٹانگوں میں کمزوری، کمر درد

ایسڈ فاس   30

چائنا   30

شافی گیریا   30

دن کے وقت بھی اخراج، رفع حاجت کے وقت زور لگانے سے

چائنا   30

نیوفر لوٹیم   30

ایسڈ فاس   30

جماع سے پہلے ہی یا دوران مگر وقت سے پہلے مادۂ حیات کا

اخراج (سرعت انزال) (Premature ejaculation)

(۱) ایگنس   30   (۲) لائیکوپوڈیم   30

چائنا   30   کالاڈیم   30

گریفائٹس   30   کونیم   30

منی کی تھیلیاں، سوزش (Seminal vesiculitis)

(حاد) بیلاڈونا   30   (مزمن) ایگنس کاسٹ   30

مرک سال   30   کینابس سٹائیوا   30

پلسٹلا   30   سلینیم   30

منی کی نالیوں کی سوزش، درد (Spermatic cords-inflammation, pain)

(۱) آرجنٹم نائٹ 30 (۲) نائٹرک ایسڈ 30

کلیمیٹس 30 بیلاڈونا 30

منی کے جرثومے (Sperms) ندارد یا تعداد کم ہونا(Oligospermia)

(۱) ڈامیانہ 1X (۲) لائیکوپوڈیم 30

ایگنس کاسٹ 1X سلینیم 30

ایسڈ فاس 1X کلاڈیم 30

موٹاپا (Obesity)

(۱) کلکیریا کارب 30 (۲) کیپسیکم 30

فیوکس ویزی 30 فیرم میٹ 30

تھائی رائیڈینم 30 فائٹو لاکا 30

(۳) فائٹولاکا - Q ، 10 قطرے دن میں تین بار

موسم - ابر آلود موسم میں اضافہ ہو : رس ٹاکس 30

بہار میں اضافہ نیٹرم میور 30

کاربو ویج 30

نیٹرم سلف 30

تبدیلی سے، سرد سے گرم ہونے سے : برائیونیا 30

کالی سلف 30

کلکیریا فاس 30

(ٹیوبر کلینم 200 ہفتہ وار)

خشک ہونے سے اضافہ

رس ٹاکس ... 30

فاسفورس ... 30

نکس ماسکاٹا ... 30

سرد موسم یا سرما میں اضافہ

نکس وامیکا ... 30

رس ٹاکس ... 30

ہپر سلفر ... 30

سرما میں جلد کی تکالیف میں اضافہ

ایلوز ... 30

پیٹرولیم ... 30

(سورانیم 200 ہفتہ وار)

موسم گرما میں نقاہت، لو لگنا

جیلسیمیم ... 30

نیٹرم میور ... 30

بیلاڈونا ... 30

گرمی سے علامات میں اضافہ ہو :   نیٹرم میور ... 30

نمی سے، مرطوب موسم سے اضافہ   نیٹرم سلف ... 30

رس ٹاکس ... 30

کاربو ویج ... 30

موہکے، مسے (Warts, verrucae)

بڑے، جن سے آسانی سے خون بہے   نائٹرک ایسڈ ... 30

سنابیرس ... 30

کاسٹیکم ... 30

جسم پر کہیں بھی ہو   نیٹرم سلف   30

سیپیا   30

چہرے یا ہاتھوں پر   کاسٹیکم   30

ڈلکامارا   30

کالی کارب   30

شرم گاہ اور مبرز کے نزدیک (Genital and peri-anal)

نائٹرک ایسڈ   30

تھوجا   30

گوبھی نما

تھوجا   30

نائٹرک ایسڈ   30

لائیکو پوڈیم   30

ناچنے کی رغبت ہو : ٹیرنٹولا اسپانیہ   30

ناخنوں کے امراض (Diseases of nails)

بد شکل، موٹے، کھردرے، کچے   ایٹم کروڈم   30

آرسینک البم   30

گریفائٹس   30

پاؤں کے انگوٹھے کا ناخن گوشت میں گھسنا اور شدید تکلیف و سوزش ہونا (Ingrowing toe-nail)

(۱) مجرب دوا میگنیٹ آسٹریلیس   (۲) گریفائٹس 30-200

200 ایک بار روزانہ   سلیشیا   200-30

نائٹرک ایسڈ 200-30

جلد ناخنوں کے ارد گرد کٹی پھٹی، خشک

(۱) گریفائٹس 30   (۲) پٹرولیم 30

نیٹرم میور 30   کالی میور 30

چوٹ، ناخنوں کا چھلا جانا   ہائپریکم 200-30

کالی میور 200-30

دانے اور خارش، ناخن کے ارد گرد   گریفائٹس 30

سیپیم میور 30

(سورائنم - 200   ہفتہ وار)

دانتوں سے ناخنوں کو کاٹے

امونیم بروم 30

آرم ٹریفائلم 30

اوپیم 30

سفید نشانات، ناخنوں کی سطح پر

الیومینا 30

نائٹرک ایسڈ 30

سلیشیا 30

سکڑ جانا (Atrophy): سلیشیا

سوزش، ناخنوں کے ارد گرد گوشت میں (Felon, whitlow)

(۱) ڈائسکوریا 200-30   (۲) نیٹرم سلف 30

ہیپر سلفر 200-30   کلکیریا سلف 30

سلیشیا 30

سوزش، انفکشن، ناخن کے نیچے (Onychia)   سلیشیا   30

فلورک ایسڈ   30

گریفائٹس   30

گر جانا، ٹوٹ جانا

ڈانسکوریا   30

بیوٹائرک ایسڈ   30

ہیلی بورس   30

نیلاہٹ   ڈجی ٹیلیس 30

کاربو ویج 30

ناف کے امراض (Diseases of umbilicus)

ناف سے خون بہنا، نو مولود میں   کلکیریا فاس   30

ابروٹینم   30

دکھن، درد، سوزش، نو مولود میں

(۱) کلکیریا فاس 30   (۲) ہپر سلفر   30

کاربو ویج 30   بیلاڈونا   30

کیمو ملا 30   کلکیریا سلف   30

ناف پڑنا یا ناف ٹلنا، یہ مرض آنتوں، معدہ، رحم کی سوزش کے باعث لاحق ہوتا ہے۔ علامات کے مطابق دوا دیں

کالو سنتھ   30

اپیکاک   30

نکس وامیکا   30

ناف منبر دار: ٹیرنٹولا سپانیہ 200-30

ناک ، اندرونی حصہ کے امراض

السر یا ناک کی درمیانی ہڈی کا گلنا

ہیکلا لاوا   30

آرم میٹ   30

کالی بائی   30

ناک بند ، سوزش یا الرجی سے

نکس وامیکا   30

لائیکوپوڈیم   30

سمبوکس   30

پھوڑا، پھنسی

بیلاڈونا   30

ہیپر سلفر   30

ایکونائٹ   30

ہر وقت ناک سُڑکنا، صاف کرنا پڑے ، بچہ انگلیاں ناک میں گھسیٹرے

(1) ہائیڈراسٹس   30   (2) آرم ٹریفائلم   30

ستا   30   سائنا   30

خشکی ، اندرونی جھلی کی (Atrophic rhinitis, sicca)

(1) مجرب دوا : نکس ماسکاٹا   30

(2) ستا   30   (3) لائیکوپوڈیم   30

ایکونائٹ   30   سلفر   30

سوجن شدید ، جس سے ناک بند ہو جائے

(1) میلی لوٹس   30   (2) کیوپرم میٹ   30

بیلاڈونا   30   لمنا مائنر   30

سوزش، نزلہ، زکام، فلو، الرجی (Rhinitis, cold, flu) حاد

سوزش، موسم بہار یا موسم گرما میں زکام، گرد و غبار سے (Hay fever)

سباڈلا	30
نیٹرم میور	30
آرسینک البم	30

سختی، ناک کی اندرونی جھلی کی (Rhinoscleroma)

کلکیریا فلور	30
آرم میور نیٹرونیٹم	30
گونیم	30

نزلہ، زکام کا میلان، آسانی سے ہو جائے، الرجی

کلکیریا کارب	30
ہپر سلفر	30
نیٹرم میور	30

نزلہ، زکام، گرم کمرے میں اضافہ، کھلی ہوا میں بہتر

پلسٹلا	30
نکس وامیکا	30
ایلیم سیپا	30

نزلہ، زکام گرم کمرے میں بہتر، کھلی ہوا میں اضافہ

آرسینک البم	30
ہپر سلفر	30

نزلہ، زکام، جس میں آنکھوں سے پانی بہے اور چھینکیں آئیں

(۱) آرسینک البم 30 (۲) یوفریزیا 30

جسٹیشیا 30 نیٹرم میور 30

نزلہ، زکام، گاڑھی بلغم والا، خصوصاً پٹھوں میں

کالی بائی 30

ہیپر سلفر 30

کلکیریا کارب 30

ناک کے اندر گومڑے (Nasal polyps)

(۱) فاسفورس 30 (۲) کلکیریا فاس 30

سینگوی نیریا 30 کالی سلف 30

لمنامائنر 30 فیرم فاس 30

(تھوجا - 200 ہفتہ وار) سلیشیا 30

نکسیر پھوٹنا (Epistaxis)

(۱) ملی فولیم 30 (۲) کاربو وج 30

فیرم فاس 30 ہامیلس 30

نکسیر، چوٹ یا آپریشن کے بعد آرنیکا 30

ہامیلس 30

تھلاپسی برسا 30

ماہواری کی جگہ نکسیر آئے (عوضی حیض) (Vicarious-menstruation)

برائیونیا 30

ہامیلس 30

فاسفورس 30

ناک، بیرونی حصہ کے امراض (Nose - external area)

ایگزیما، خارش، نتھنوں کی

30	(۲) گریفائٹس	30	(۱) میزریم
30	آرسینکم البم		30 پٹرولیم
			30 کاسٹیکم

بال توڑ، پھنسی (Furuncle, boil)

30	ہپر سلفر
30	سیپیا
30	نیٹرم میور

پیپ دار پھنسیاں (Pustules)

30	ہپر سلفر
30	سلیشیا
30	کلکیریا سلف

چھائیاں، زرد نشانات (Frackles)

30	سیپیا
30	فاسفورس
30	سلفر

موہکے، مسے (Warts)

30	کاسٹیکم
30	تھوجا

نامردی (Impotence) (علاوہ ازیں دیکھیں جماع، جنسی اعضاء، جنسی خواہش، جلق، اعضائے تناسل، منی)

تمام اقسام کے لئے لاجواب ایگنس کاسٹ 30-Q

کلاڈیم 30-Q

سلینیم 30-Q

مباشرت کی کوشش کرنے پر ایستادگی (Erection) ختم ہو

آر جِنٹم نائٹ 30

اگنس کاسٹ 30

کلاڈیم 30

مباشرت کے خیال یا عورت کی موجودگی سے ہی انزال ہو جائے
یا بغل گیر ہونے پر ایستادگی ختم ہو جائے

کونیم 30

سٹافی گیریا 30

عضو کمزور، ایستادگی کمزور، سرعت انزال

سٹافی گیریا 30

بیوفو 30

نیٹرم میور 30

احتلام و جریان کے باعث نامردی

نیٹرم فاس 30

مرک سال 30

ڈائسکوریا 30

شہوت زیادہ ہو مگر طاقت نہ ہو

فاسفورس 30

کینتھرس 30

جنون شہوت (حد سے زیادہ بڑھی ہوئی خواہش) ہر دو جنس میں

پلاٹینا   30

میوریکس   30

اوری گینم   30

جلق یا کثرت مباشرت سے یا بڑھاپے کے باعث نامردی

لائیکوپوڈیم   30-200

کونیم   30-200

ایسڈ فاس   30-200

نبض (Pulse)

بھری ہوئی، پھڑکنے والی، تمام جسم میں دھڑکن کا احساس

بیلاڈونا   30

گلونائن   30

کیکٹس   30

بے قاعدہ، کبھی آہستہ کبھی تیز (Irregular)

آرسینک البم   30

آرم میٹ   30

کیکٹس   30

پیچ میں ایک یا زیادہ نبضیں غائب ہوں (Intermittent)

کریٹے گس   30

کاربو ویج   30

نیٹرم میور   30

تیز، سوسے زیادہ فی منٹ دھڑکن (Tachycardia)

30	(۲) سپائی جیلیا	30	(۱) بیلاڈونا
30	کاربو ویج	30	کیکٹس
30	ایکو نائٹ	30	جیلسیمیم

ست رفتار (تیس فی منٹ) کمزور، بے قاعدہ (Bradycardia)

پچ میں نبض غائب، جلد کا نیلا پن (Cyanosis)

30 ڈجی ٹیلس

30 کالمیا

30 وراٹرم وی

نخوست کا ڈر ہو   چائنا سلف   30

کلکیریا کارب   30

(سورائنم 200 ہفتہ وار دیں)

نزلہ، زکام   دیکھیں زکام

نفخ شکم، تبخیر معدہ (Flatulence)

پیٹ میں بہت زیادہ ہوا، چند لقموں سے ہی پیٹ بھر جائے، ایٹنے سے تکلیف بڑھے

30 کاربو ویج

30 لائیکوپوڈیم

30 کالی م

پیٹ کے اوپر والے حصے میں نفخ، ڈکار سے افاقہ : لائیکوپوڈیم 30

پیٹ، سارے میں نفخ ہو، ڈکار سے افاقہ نہ ہو : چائنا 30

پیٹ میں اوپر کی طرف زور کرے، نیچے نہ جائے، حلق میں
گولہ پھنسنے یا گھٹن کا احساس ہو   ایسافوٹیڈا   30

اگنیشیا   30

کاربو ویج   30

پیٹ میں نفخ، کھانے کے فوراً بعد بھر جائے

نکس ماسکاٹا   30

کالی بائی   30

ڈائسکوریا   30

نفخ اور کھانے کے بعد کثرت سے ڈکار آئیں

آرجٹم نائٹ   30

نکس وامیکا   30

نفخ کی زیادتی سے پیٹ ڈھول کی مانند پھولا ہوا : ٹیری بنتھینا   30
نفخ کی زیادتی سے احساس گویا کہ پیٹ پھٹ جائے گا

کالی کارب   30

آیوڈم   30

کالیریم   30

نفخ کے ہمراہ قولنجی درد

کالوسنتھ   30

نکس وامیکا   30

میگ فاس   30

نفرت - عورتوں سے نفرت : پلسٹلا   30-200

گھر کے افراد یا خاوند سے نفرت : سیپیا   30-200

ہر ایک سے نفرت   سلفر   30

اینا کارڈیم   30

نکتہ چینی کرنے کی عادت

آر سینک البم   30

سلفر   30

نکس وامیکا   30

نفسیاتی امراض (Psychiatric disorders)

بے حس، ہر شے سے لا تعلق، خوشی و غم بے اثر (Apathetic)

جیلسیمیم   30

افینیشیا   30

سیپیا   30

باتونی، لگاتار باتیں کرے

بیلاڈونا   30

ہایوسائمس   30

سٹرامونیم   30

پرانے اور پیچیدہ مریض

کالی بائی   30

آر جنٹم نائٹرک   30

کالی آر سینک   30

پژمردگی، مایوسی، افسردگی (Depression)

اگنیشیا 30

سٹافی گیریا 30

جیلسیمیم 30

تشویش و خوف سے مرکب امراض (Anxiety neuroses)

ایکونائٹ 30

اگنیشیا 30

پلسٹلا 30

تخریبی ذہنیت، مارے، بھونکے، کاٹے، غرائے (Violent)

بیلاڈونا 200-30

سٹرامونیم 200-30

ورائٹرم البم 200-30

جسمانی و دماغی، ہر طرح کی محنت سے گریز کرے، ہڈ حرام ہو، قوت ارادی و فیصلہ کا فقدان

(١) ایلوز 30   (٢) برائٹاکارب 30

اگنیشیا 30   کالی فاس 30

سلفر 30   کاربو ویج 30

دیوانگی، پاگل پن (Mania)

(١) سٹرامونیم 200-30   (٢) اناکارڈ 200-30

بیلاڈونا 200-30   سی سی فیوگا 200-30

ہایوسائمس 200-30   ایلیٹریم 200-30

شراب نوشی سے نفسیاتی عوارض (Delirium tremens)

اگاریکس ایم 200-30

نکس وامیکا 200-30

سٹرامونیم 200-30

عریاں ہو جائے، اور عریاں و فحش گفتگو کرے

کینتھرس 200-30

ہایوسائمس 200-30

سٹرامونیم 200-30

نکسیر (Epistaxis) دیکھیں ناک کے امراض

نگلنا (Swallowing)

تکلیف دہ ہو، دقت ہو
(Dysphagia)

ایسافوٹیڈا 30

اگنیشیا 30

نکس ماسکاٹا 30

خوراک نگلنا تکلیف دہ ہو

ہپر سلفر 30

برائیونیا 30

ٹھوس کی نسبت مائع اشیاء نگلنا زیادہ تکلیف دہ ہو

لیکیسس 30

برائیونیا 30

اگنیشیا 30

نگلنے کی مسلسل خواہش لیکن نگلنا درد ناک ہو

(۱) مرک سال 30 (۲) لیک کین - 200 ہفتہ وار دیں

نمک، زیادہ کھانے کی خواہش و عادت

نیٹرم میور — 30

کاسٹیکم — 30

کلکیریا کارب — 30

نمک زیادہ کھانے کے بد اثرات

نیٹرم میور — 30

فاسفورس — 30

نمی (Humidity) والے گھر یا مرطوب موسم سے تکالیف

ڈلکامارا — 30

نیٹرم سلف — 30

نہانا (Bathing) - نہانے سے تکلیف ہو جائے

سلفر — 30

رس ٹاکس — 30

کلکیریا کارب — 30

ٹھنڈے پانی سے نہانے سے تکالیف میں اضافہ ہو، زکام ہو

اینٹم کروڈ — 30

رس ٹاکس — 30

میگ فاس — 30

نہانے سے افاقہ ہو

پلسٹلا — 30

لیڈم — 30

کاسٹیکم — 30

نہانا بالکل پسند نہ ہو، میلے کچیلے رہے   سلفر   30

ایتھم کروڈ   30

امونیا کارب   30

نیلا رنگ (Cyanosis)

ہونٹوں، زبان، ہاتھ، پاؤں کی انگلیوں کا رنگ نیلا ہونا۔ خون میں آکسیجن کی کمی اور کاربن ڈائی آکسائیڈ کی زیادتی سے یہ علامت پیدا ہوتی ہے۔ اس کے اہم اسباب دل میں فعل میں نقص، دل کے پیدائشی امراض اور دمہ شامل ہیں۔

(۱) آرسینک البم   30   (۲) لارو سراسیس   30

کاربو ویج   30   ڈجی ٹیلس   30

رس ٹاکس   30   ایتھم ٹارٹ   30

نیند، بے خوابی (Sleeplessness, insomnia)

بے خوابی، نیند نہ آئے   کافیا   30

جیلسیمیم   30

بیلاڈونا   30

نیند آئے لیکن سو نہ سکے

بیلاڈونا   30

کاشیم   30

کیمو ملا   30

حسیں بہت تیز ہونے کے باعث بے خوابی ہو، ہلکی یا دور سے آنیوالی آوازیں سننے اور سو نہ سکے

اوپیم   30

ہیپر سلفر   30

دواؤں یا شراب کے استعمال سے بے خوابی

جیلسیمیم — 30

سی سی فیوگا — 30

نکس وامیکا — 30

کاروباری پریشانیوں کے باعث بے خوابی ہو

امبرا گریسیا — 30

سی سی فیوگا — 30

سیپیا — 30

رگوں، شریانوں کی پھڑکن کے ہمراہ بے خوابی

گلونائن — 30

کیکٹس — 30

بیلاڈونا — 30

ذہنی پریشانیوں کے سبب بے خوابی

ہایوسائمس — 30

کالی بروم — 30

نیند کے ضائع ہو جانے یا راتوں کو جاگنے سے تکالیف

کاکولس — 30

اگنیشیا — 30

کالی فیم — 30

نیند، بکثرت (Sleep - excessive)

تمام ایسے امراض جن میں زیادہ نیند آئے اوپیم	30
انٹم ٹارٹ	30
نکس ماسکاٹا	30

نیند ، تازگی نہ بخشے (Sleep - unrefreshing)

چائنا	30
برایونیا	30
ہیپر سلفر	30

نیند ، خراٹے دار (Sleep - snoring)

نکس ماسکاٹا (۲)	30	(۱) اوپیم	30
ایمپس	30	ایٹم ٹارٹ	30

نیند کے بعد تکلیف میں اضافہ ہو لیکیسس	30
سلفر	30
کاکولس	30

دوپہر کی نیند کے بعد تکالیف میں اضافہ ہو : سٹانی گیریا   30

نیند کے بعد تکالیف میں افاقہ ہو :   ایسڈ فاس یا فاسفورس   30

واقعہ ، برا واقعہ یا حادثہ ہونے کا خوف ہو   کاسٹیکم

	30
فاسفورس	30

ماضی کے ناخوشگوار واقعات ذہن میں مستقل آتے رہیں

رس ٹاکس	30
سٹانی گیریا	30

وریدوں کے امراض (Diseases of veins)

پھولی ہوئی، سخت، جسم کے کسی بھی حصے میں

30 ہامیلس

30 کاربو ویج

30 ایلوز

بہت زیادہ پھولی، خصوصاً ٹانگوں میں (Varicose veins)

30 کلکیریا کارب (۱) 30 کارڈس ایم (۲)

30 کاربو ویج 30 ہامیلس

سوزش، سوجن (Phlebitis, inflammation of veins)

30 ہامیلس (۱) 30 پلسٹلا (۲)

30 آرسینک البم 30 فیرم فاس

30 ایپس 30 سلفر

سوزش، مزمن

30 مرک کار

30 پلسٹلا

30 آرنیکا

وزن ۔ سر کی چوٹی پر وزن یا دباؤ کا احساس

30 سیپیا

30 لیکیسس

وقت بہت آہستہ گزرتا محسوس ہو

30 کینا بس انڈیکا

30 الیومینا

بہت جلد گزرتا محسوس ہو : کاکولس 30

وقفہ کے بعد آنے والی تکالیف

تمام امراض کے لئے مفید

آرسینک البم	30
چائنا سلف	30
نیٹرم میور	30

پیٹ درد، وقفوں کے بعد ہو

کیوپرم میٹ	30
کیمو ملا	30
اگنیشیا	30

ہر چودہ دن کے بعد تکلیف ہو

آرسینک البم	30
لیکیسس	30

ہر اٹھائیس دن کے بعد تکلیف ہو

نکس وامیکا	30
سیپیا	30

سالانہ تکالیف

آرسینک البم	30
کاربو ویج	30
سلفر	30

ہر ساتویں دن سر درد ہو

سینگوی نیریا	30
سباڈلا	30
سلفر	30

ہر تیسرے دن تکلیف ہو   آرسینک البم   30

یوپاٹوریم   30

ولادت، وضع حمل
(Delivery, parturition)

آسان یا تسہیل ولادت کیلئے، آخری دو ماہ میں، دن میں تین بار

(۱) میگ فاس   (۲) کالو فائم

کلکیریا فاس   آخری ماہ میں دن

کالی فاس   میں تین بار

کلکیریا فلور

رحم کے منہ (OS) کی شدید بندش (Rigidity) کے باعث تاخیر

بیلاڈونا   30

جیلسیمیم   30

وراٹرم وی   30

کمزور مریضہ میں درد زہ کمزور اور بے قاعدہ : سیکیل کار 200

زچگی میں تاخیر اور مشکل ہو (۱)   کالو فائم 30 تا 200

(۲)   کالی فاس 200 اور کالو فائیم 200

ادل بدل کر ہر پندرہ منٹ بعد دیں

(۳)   درد زہ ایکدم رکیں او پیم 200

دوسری اہم ادویہ : بیلاڈونا، جیلسیمیم، پلسٹلا، چائنا، سی سی فیوگا، کیموملا

ولادت کے ہمراہ دوسری تکالیف

ولادت کے بعد پیشاب بند ہو یا اختیار نہ رہے :کاسٹیکم 200

ولادت کے بعد پیٹ بڑھ جائے

سیپیا 30

کالو سنتھ 30

وہم،وسوسے

(۱) کینالس انڈیکا 30   (۲) آرجنٹم نائٹ 30

بیلاڈونا 30   کاکولس 30

ہائیوسائمس 30   سلفر 30

ویکسین یا انجکشن کے برے اثرات

تھوجا 30

سلیشیا 30

مرک سال 30

ہاتھ ،انگلیاں   (اس کے علاوہ دیکھیں انگلیاں)

پسینہ زیادہ آنا

(۱) کلکیریا کارب 30   (۲) کونیم 30

سلیشیا 30   نیٹرم میور 30

(سلفر 30 بطور مددگار دوا)   سٹرکنین فاس 30

ٹھنڈے ،سرد ہاتھ

(۱) کالو فائیلم 30   (۲) انٹم ٹارٹ 30

ٹاکم 30   چائنا 30

ورائٹرم الب 30   کاربو انیمیلس 30

هاتھ ،انگلیاں – درد، جسم میں گٹھیاری دردوں کے ہمراہ

(۱) کالو فائیلم 30 (۲) بربرس ولگیرس 30

رس ٹاکس 30 لیڈم 30

روٹا 30 پلسٹلا 30

جلد ،اکھڑنا، کٹ پھٹ جانا

(۱) کلکیریا کارب 30 (۲) پٹرولیم 30

گریفائٹس 30 سارساپریلا 30

(۳) کلکیریا فلور 30

رین بلب 30

(نیٹرم کارب 30 بطور مددگار دوا)

جلن، ہتھیلیوں اور تلووں کی

سلفر 30

سینگوی نیریا 30

پٹرولیم 30

چیزیں ہاتھوں سے اکثر گر پڑیں

یوسٹا 30

ایپس 30

اگاریکس 30

خشکی

لائیکو پوڈیم 30

زنکم میٹ 30

سن ہونا

(۱) کاکولس 30 (۲) کالیم 30

ہائپریکم 30 نکس وامیکا 30

فاسفورس 30 کالیم 30

فالج

پلمبم 200-30

مرکیورس 200-30

روٹا 200-30

کاٹے، ہاتھوں، انگلیوں کو

(۱) اوپیم 200-30 (۲) ہیورا 200-30

کمزوری، کانپنا

(۱) کاکولس 30 (۲) کیوراری 30

میگ فاس 30 فاسفورس 30

جیلسیمیم 30 کالیم 30

گومڑیا گٹھلیاں جوڑوں کی پشت پر، گٹھیا (Gout) کی وجہ سے

امونیا فاس 30

یوکلپٹس 30

کالیم 30

(میڈورینم 200 ہفتہ وار)

مونہکے، ہتھیلی پر

(۱) اناکارڈ 200-30 (۲) نیٹرم کارب 200-30

نیٹرم میور 200-30 روٹا 200-30

ہاتھوں کو ہر وقت پانی سے دھوتا رہے : سفلینم 1000-200 ہفتہ وار

ہاجکن ڈزیز (Hodgkin's disease, pseudo-leukemia)

ایک ایسا مرض جس میں لمفائی غدود (Lymph nodes) آہستہ آہستہ بتدریج بڑے ہوتے جاتے ہیں لیکن ان میں درد نہیں ہوتا۔ اس کے ساتھ ساتھ تلی اور تمام جسم میں لمفائی بافتیں (Lymphatic tissues) سوج جاتی ہیں۔ اس کے علاوہ علامات میں بھوک بند ہونا، کمزوری، وزن گھٹنا، بخار، خارش، رات کے پسینے اور خون کی کمی اہم ہیں۔ مردوں میں اس مرض کی شرح عورتوں کی نسبت دگنی ہے۔ عموماً 15 تا 34 سال کی عمر کے دوران یا 50 سال سے زیادہ عمر کے افراد اس میں مبتلا ہوتے ہیں۔ اس کی تشخیص لیبارٹری میں لمفائی غدود کے خورد بینی معائنے سے ہوتی ہے۔ یہ کینسر نہیں ہے بلکہ اس سے ملتا جلتا مرض ہے۔

(۲) آرس آیوڈ 30   (۱) آرسینک البم 30

برائٹا آیوڈ 30   فاسفورس 30

سکروفولاریا 30   ایکونائٹ لائیکویا این 30

ہرپیز زوسٹر (Herpes zoster)   دیکھیں بغل

(۲) لگانے کیلئے کینتھرس   (۱) مزیریم 30

اور اریٹیکایورنز Q مرہم   رس ٹاکس 30

کینتھرس 30

ہڈیوں کے امراض، امراض استخوان (Diseases of bones)

ہڈی بڑھ جانا : کلکیریا فلور 30

ہڈیوں کی بڑھوتری سست رفتار سے ہو، بچہ دیر سے چلنا سیکھے

کلکیریا فاس 30

بھاگے، ہذیان کے دوران

سٹرامونیم	200-30	

بیلاڈونا — 200-30

رس ٹاکس — 200-30

بھونکے، غرائے، مارے پیٹے

بیلاڈونا — 200-30

ہایوسائمس — 200-30

پلمبم — 200-30

خاموش ہو جائے

برائیونیا — 30

ہایوسائمس — 30

شدید پاگل پن (Psychoses)

بیلاڈونا — 200-30

ہائیوسائمس — 200-30

ورائٹرم البم — 200-30

ہرنیا (فتق) (Hernia)

کنج ران کا، دائیں طرف (Inguinal hernia): لائیکوپوڈیم 30

کنج ران کا، بائیں طرف : نکس وامیکا 30

ناف کا (Umbilical hernia)

پلمبم میٹ — 30

نکس وامیکا — 30

ہسٹیریا (Hysteria) - اختناق الرحم، باؤ گولہ، مالیخولیا

(اس کے علاوہ دیکھیں نفسیاتی امراض)   کالی فاس   30

کاکولس   30

اگنیشیا   30

ہسٹیریائی مزاج (Hysterical tendency)

کروکس سٹائیوا   30

پلاٹینا   30

پلسٹلا   30

ہسٹیریا سے غشی طاری ہو (Hysterical fainting)

آرسینک البم   30-200

کاکولس   30-200

اگنیشیا   30-200

ہسٹیریا سے تشنج یا جھٹکے لگنا (Hysterical fits)

(۱) ایسافوٹیڈا   30-200   (۲) مائکس   30-200

اگنیشیا   30-200   کونیم   30-200

ہوا کے اثرات

سرد ہوا سے تکلیف میں اضافہ   ایکو نائٹ   30

برائیونیا   30

رس ٹاکس   30

(سورائنم   200   ہفتہ وار دیں)

سرد ہوا سے بہت حساس ہو

کلکیریا کارب	30
برائٹا کارب	30
رس ٹاکس	30

گرم ہوا سے تکلیف بڑھے

پلسٹلا	30
مرک سال	30
گلو نائن	30

کھلی ہوا کی خواہش ہو

پلسٹلا	30
آرم میٹ	30
کروکس سٹائیوا	30

کھلی ہوا میں افاقہ ہو ، بہتر محسوس کرے

پلسٹلا	30
کالی سلف	30
لائیکیوپوڈیم	30

کھلی ہوا میں تکلیف میں اضافہ ہو

کلکیریا کارب	30
نکس وامیکا	30
سلیشیا	30

ہونٹ   دیکھیں منہ

ہیضہ (Cholera)

ہیضہ ، قے اور اسہال جن سے شدید کمزوری اور ٹانگوں میں کڑل والے درد ہوں

(۱) کاربو دیج   30   (۲) آرسینک البم   30

کیوپرم میٹ   30   مرک کار   30

وراٹرم البم   30   اپیکاک   30

(کیمفر Q یا 30 ہر پندرہ منٹ بعد)

پتوں کا، خصوصاً گرمیوں میں، ہیضہ اطفال (Cholera-infantum)

(۱) ایتھوزا   30   (۲) آرسینک البم   30

کلکیریا کارب   30   بسمتھ   30

پوڈوفائلم   30   کلکیریا فاس   30

یاداشت ،حافظہ کی کمزوری یا فقدان (Disorders of memory)

تمام اقسام کیلئے مفید

کلکیریا فاس   30

مگنیشیا فاس   30

کالی فاس   30

یاداشت کمزور

ایناکارڈیم   30

برائٹا کارب   30

ایگنس کاسٹ   30

یاداشت اچانک ختم ہو جائے :ایناکارڈیم   20-30

الفاظ یاد نہ رہیں

برائٹا کارب   30

پلمبم میٹ   30

بچوں اور بوڑھوں کے حافظہ کی کمزوری

برائٹا کارب   30

کلکیریا فاس   30

باتیں کرتے وقت بھول جائے

نکس ماسکاٹا   30

کینالس انڈیکا   30

ایناکارڈیم   30

پڑھا ہوا یاد نہ رہے

سٹافی گیریا   30

ہیلی بورس   30

توجہ کار تکاز کرنا مشکل ہو

جیلسیمیم   30

نکس وامیکا   30

ایتھوزا   30

کام کرنے کے بعد بھول جانا کہ وہ کام کیا تھا یا نہیں

(۱) کلاڈیم 20-30   (۲) لیک کین 200 ہفتہ وار

لکھنے، پڑھنے یا بولنے میں الفاظ بھول جائے یا کھا جائے

(۱) کالی بروم 30   (۲) لائیکوپوڈیم 30

نکسن ماسکاٹا 30   سلفر 30

نام یاد نہ رہیں ۔ اناکارڈیم 30

سلفر 30

یاد نہ رہے کہ کیا کہنے لگا تھا

برائٹا کارب   30

30 ہیلی بورس

یاس ، انقطاعِ حیض (Menopause) دیکھیں ایامِ یاس

یرقان (Jaundice, hepatitis)

حادیا شدید، جس میں چہرہ، آنکھیں، جلد، پاخانہ، پیشاب سب زرد رنگ ہوں

(۱) چیلیڈونیم اور کارڈ ایم Q 10، 10 قطرے دن میں تین بار

(۲) کارڈ ایم 30 (۳) چائنا 30

برائیونیا 30 مرکیورس 30

چیلیڈونیم 30 لائیکوپوڈیم 30

(فاسفورس 30 بطور مددگار دوا)

مزمن، پرانا

کونیم 30

فاسفورس 30

چیلیڈونیم 30

نوٹ: ہپاٹائٹس سی کیلئے بھی یہی ادویہ مفید ہیں۔اس کے علاوہ دیکھیں جگر کے امراض

یرقان نو مولودی (Neonatal jaundice)، نو مولود میں

(۱) ایکونائٹ 30 (۲) نیٹرم سلف 30

لیو پلس 30 مرک سال 30

(۳) کیمو ملا 30

چائنا 30

یوریمیا (Uraemia)، گردے فیل ہونا، شدید سمیت بول

دیکھیں گردوں کے امراض

www.ingramcontent.com/pod-product-compliance
Lightning Source LLC
Chambersburg PA
CBHW061501120726
48001CB00004B/1172